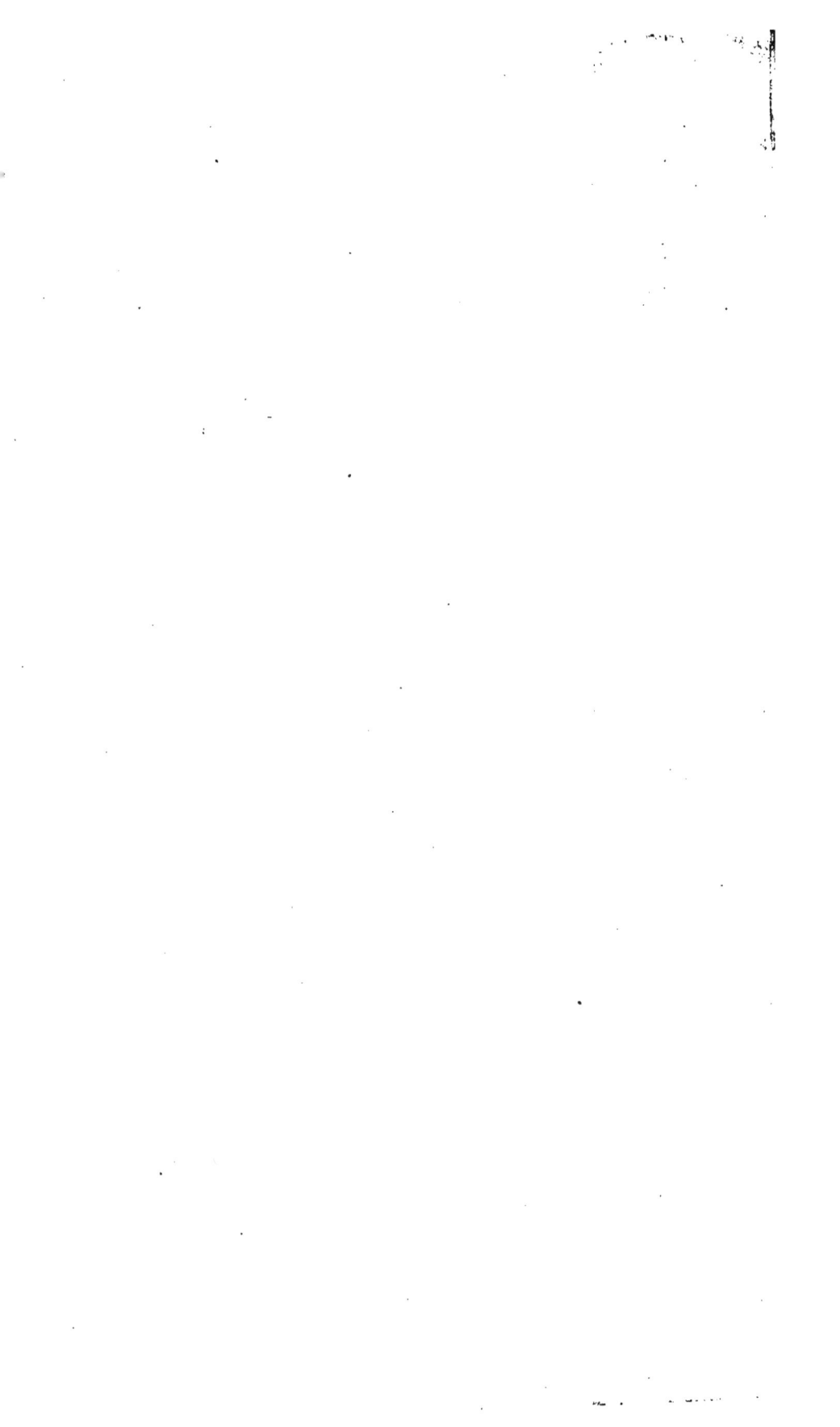

ÉTUDE

SUR

LES EAUX THERMALES

DE

ROYAT

PAR

E DOCTEUR LAUGAUDIN

Chevalier de la Légion-d'Honneur,
Ancien Médecin Principal des Hôpitaux Maritimes,
Membre de la Société d'Hydrologie, de la Société Médicale de Nice, etc.,
Médecin aux Eaux de Royat.

MÉMOIRE

présenté à la Société d'Hydrologie de Paris.

NICE,

TYPOGRAPHIE, LITHOGRAPHIE ET LIBRAIRIE CH. CAUVIN

Rue de la Préfecture, N° 6.

—

1867.

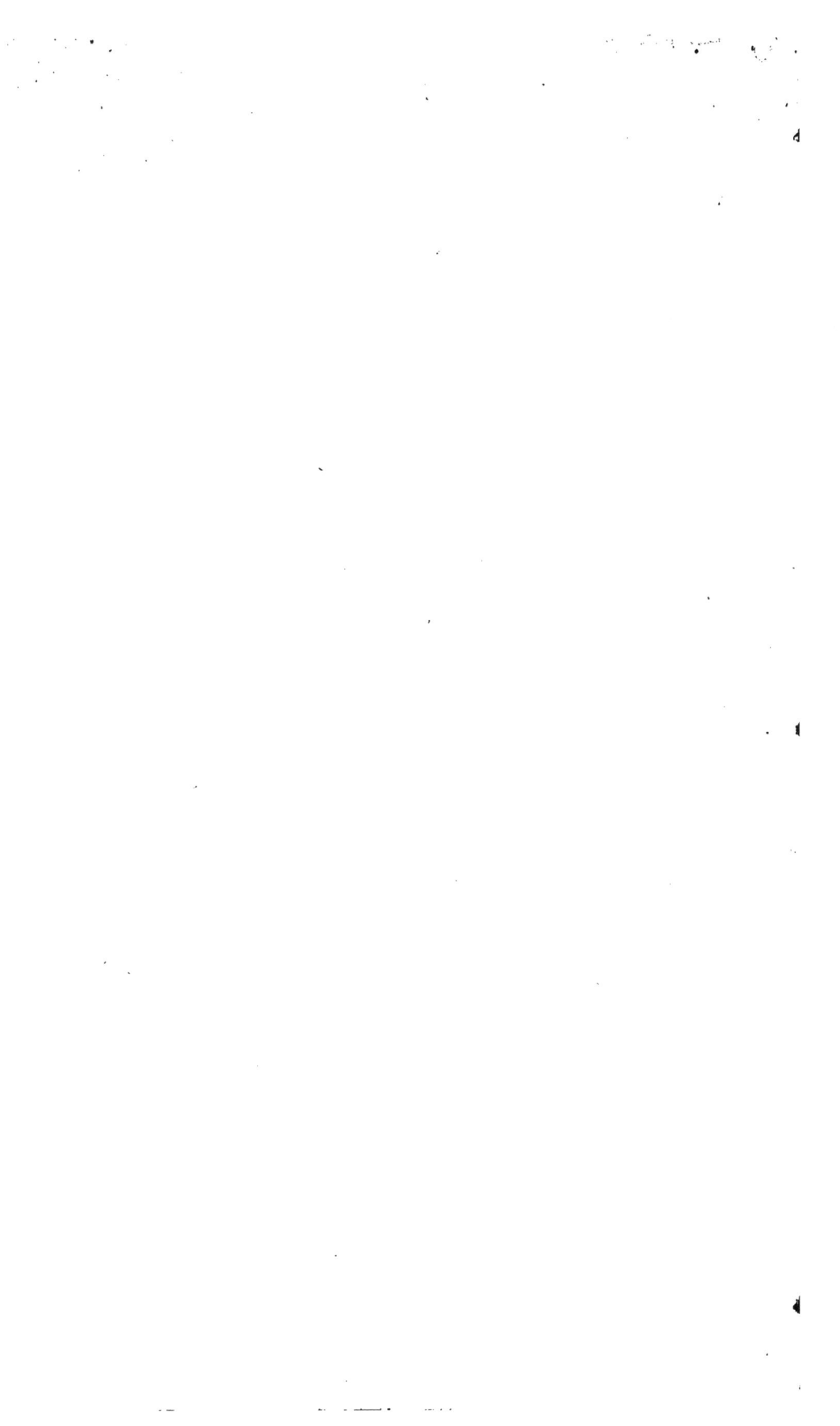

ÉTUDE MÉDICALE

SUR

ROYAT.

Les eaux thermales d'Auvergne forment un groupe minéral parfaitement tranché, différant entièrement des autres sources que nous possédons dans notre pays; sortant à travers les diverses cassures du sol, produites dans les temps primitifs, par les cataclysmes qui ont amené la formation des volcans du centre de la France, ces eaux proviennent évidemment du même foyer central, et doivent à leur communauté d'origine une identité de principes qui permet de les réunir en une seule famille.

Quant à la différence de leur débit et à la variabilité dans la proportion de leurs éléments constitutifs, variabilité qui permet d'en former plusieurs classes, elle nous paraît due uniquement à la longueur du trajet qu'elles ont à parcourir pour apparaître à la surface du sol et à la diversité des terrains qu'elles ont traversés. Comment, par exemple, expliquer autrement l'énorme proportion de principes arsénicaux contenus dans les eaux de la Bourboule, qui ne sont qu'à quelques kilomètres de celles du Mont-Dore? Comment expliquer les fortes doses de bi-carbonate de soude qu'on trouve à Vichy et à Vals, quand les eaux intermédiaires en renferment beaucoup moins?

Toutes ces sources ont pour principes dominants les alcalins, unis à l'acide carbonique; elles appartiennent donc à la grande famille des eaux alcalines, dont Vichy est reconnu comme le type par excellence.

La plus considérable des sources de l'Auvergne, non par son importance médicale (elle est encore trop jeune pour cela) mais pour son débit, est, sans contredit, celle de Royat. Émergeant au pied même d'un ancien volcan, celui de Gravenoire, et fournissant une quantité d'eau, évaluée à un mètre cube par minute, cette source offre à la thérapeutique thermale des ressources qui ne nous paraissent pas encore suffisamment appréciées.

Tout d'abord, on a voulu la rapprocher d'autres eaux analogues, pour conclure de leur identité de composition à leur identité d'action. Mais, indépendamment de ce qu'il n'existe pas au monde, deux sources absolument semblables, nous pensons que les éléments fussent-ils identiquement les mêmes, pas un chimiste ne pourrait affirmer que les combinaisons chimiques et les réactions s'y font dans le même ordre et selon les mêmes lois.

Cette disposition à déduire, de la composition d'une eau minérale, ses propriétés médicales, seule praticable au début quand une source est nouvelle, doit être abandonnée aussitôt que les faits deviennent assez nombreux pour permettre de remplacer les vues théoriques par les données de l'expérience.

Les éléments constitutifs d'une source permettent bien de lui assigner sa place dans telle ou telle famille minérale, sulfureuse, alcaline, chlorurée, etc.; mais, quand de la famille on descend à la classe, les difficultés surgissent. Les eaux minérales ne sont pas composées seulement d'un ou deux principes ; elles renferment des éléments très-nombreux, souvent en quantités presque égales, sans compter ceux que nous ne connaissons pas, et que l'analyse spectrale nous révèlera peut-être un jour.

Comment alors déterminer celui des éléments qui joue le rôle principal dans la médication ? Comment déterminer si plusieurs éléments réunis ne concourent pas à produire une action médicatrice mixte, c'est-à-dire participant de l'un et de l'autre ?

Prenons pour exemple la source principale de Royat qui nous occupe plus spécialement ; si elle renferme 1 gr. 34 c. de bi-carbonate de soude, on y trouve aussi 1 gr. de bi-carbonate de chaux. Lequel, de ces deux éléments, a une action prépondérante ? Ce sera certainement une eau alcaline, mais sera-ce une bi-carbonatée sodique ou une bi-carbonatée calcique ? Mais, en outre, nous y rencontrons 1 gr. 72 c. de chlorure de sodium, principe actif dont nous devons tenir compte, et qui dépasse, en quantité, le bi-carbonate de soude lui-même. Enfin, cette même eau renferme 0, 04 c. de fer, c'est-à-dire plus que certaines eaux, classées parmi les ferrugineuses.

En présence de ces quatre éléments principaux, comment apprécier d'avance l'action médicatrice de cette eau com-plexe ? On a classé Royat parmi les eaux alcalines, et c'est justice, puisque les alcalins y jouent un rôle prépondérant.

Mais , ce qui est suffisant pour une classification qui a toujours quelque chose d'artificiel , ne peut suffire au médecin pour apprécier le *modus agendi* d'une source.

L'eau de Royat agira comme eau alcaline , elle agira comme eau ferrugineuse , elle agira aussi comme les eaux chlorurées faibles ; mais , quelle sera la résultante de ces trois modes d'action ? C'est ce que la théorie ne peut dire qu'approximativement et c'est à la pratique seule à répondre.

Nous n'avons , jusqu'ici , parlé que de quatre éléments constitutifs , mais ce ne sont pas les seuls qui méritent d'attirer l'attention. Devons-nous négliger la présence dans ces eaux du principe arsenical ? Quoiqu'il y soit en proportions bien minimes, il y existe cependant à doses pondérables ; l'illustre chimiste, Baron Thénard , avait trouvé à Royat 00^{mm} 35 d'arsenic par litre. Or, peut-on admettre que l'ingestion journalière d'une substance aussi active puisse passer inaperçue dans notre organisme, et de ce qu'il ne nous est pas donné d'apprécier, avec certitude, son mode d'action, est-ce une raison pour la nier complétement? Ne doit-on pas aussi tenir compte des matières bitumineuses que l'analyse nous révèle dans ces eaux ? Quand on admet l'influence bienfaisante pour les affections pulmonaires de l'atmosphère qu'on respire au voisinage des sapinières, il y aurait injustice, ce nous semble, à méconnaître l'utilité que peuvent avoir ces principes quand ils sont intimement unis aux eaux thermales.

Ce que nous venons de dire pour Royat , nous pourrions le répéter pour chaque source en particulier.

Il est donc impossible aujourd'hui de se baser sur la composition chimique d'une eau minérale pour lui fixer ses limites d'action. Tout au plus, peut-on se servir de ces données, pour la faire rentrer dans telle ou telle catégorie : vouloir aller au-delà, serait s'exposer à l'erreur.

A bien plus forte raison, repoussons-nous la manière de voir de certaines personnes qui, négligeant la plupart des principes que renferment les eaux, s'attachent à un seul élément, et veulent voir, dans cet élément unique, la cause des vertus curatives d'une source.

Nous aimons mieux considérer une eau minérale comme un tout complexe, jouissant de propriétés qui sont la résultante d'action des composés connus et inconnus qu'elle renferme ; lesdites propriétés devant être étudiées à la lumière des faits et sans rechercher à quelle substance on doit attribuer la prépondérance. C'est donc l'expérience seule qui doit être notre guide et notre flambeau en hydrologie. Elle seule nous permet d'arriver à des résultats satisfaisants, sans nous égarer dans le dédale des théories.

Conséquent avec nos principes, nous pensons qu'il appartient aux médecins, exerçant près de la station de Royat, de fixer les praticiens par des observations suivies et précises, sur les ressources thérapeutiques qu'offrent les thermes de cette localité.

C'est ce motif qui nous a fait entreprendre ce travail.

Les maladies que, chaque année, l'on est appelé à traiter sont extrêmement variées, mais cette variété nous est fournie surtout par les gens des environs, qui profitent des sources qui sont à leur portée, pour leur demander une guérison souvent bien hasardeuse, mais que le manque de moyens ne leur permet pas d'aller chercher ailleurs. Nous ajouterons qu'ils n'ont pas toujours tort, et que, chaque année, nous voyons les eaux de Royat guérir ou améliorer les affections les plus disparates, et auxquelles elles semblaient le moins appropriées.

Loin de nous la pensée de nous servir de ces faits pour chercher à élargir le cadre thérapeutique de cette station. Ce sont d'heureuses exceptions et voilà tout. Les propriétés curatives des eaux ne demandent pas à être étendues ; loin de là ; nous croyons, au contraire, que plus la science hydro-thermale se perfectionnera, plus elle tendra à resserrer le cadre nosologique de chaque station. Elle éliminera tous les faits incertains, pour se concentrer sur quelques mala-dies bien déterminées, et qui trouvent là une indication curative précise. Elle tendra, en un mot, à spécialiser de plus en plus les sources.

Nous ne sommes plus à l'époque où un enthousiasme irréfléchi voulait créer, pour certaines stations, une spéci-ficité d'action qui, certes, eût été pour elles une source de fortune et pour l'humanité un bienfait inappréciable. Aujourd'hui l'étude des eaux minérales est entrée dans une voie plus modeste, mais certainement plus pratique et qui doit conduire à des résultats plus avantageux. Chaque source n'a plus d'action qui lui soit propre et unique, en un mot, n'a plus d'action spécifique ; mais chaque groupe minéral possède, pour ainsi dire, cette propriété qui n'est pas dévolue à une source en particulier. Ainsi, il est bien évident que les eaux alcalines n'ont pas le même mode d'action que les eaux sulfureuses et que les unes et les autres diffèrent des eaux ferrugineuses ou chlorurées.

Quant au choix à faire entre telle ou telle source, le groupe minéral étant admis comme nécessaire, il appartient au médecin qui prescrit les eaux de l'établir, en tenant compte des conditions particulières du malade, de son tempérament, de sa constitution, du degré de la maladie, etc., toutes circonstances accessoires, jusqu'à un certain point, mais dont l'importance est telle qu'elles peuvent arriver quelquefois à dominer l'indication première.

Il résulte donc, de ce que nous avons dit, qu'avant de choisir la source sur laquelle il dirigera son malade, le médecin doit rechercher le groupe minéral ou autrement dit la nature des eaux qui convient à la maladie qu'il veut guérir.

Jusqu'à notre époque, et même encore trop souvent aujourd'hui, l'empirisme a été la seule règle consultée à cet égard. Comment en aurait-il été autrement, en présence des résultats offerts par les statistiques des établissements thermaux. Partout, en effet, les mêmes maladies, partout des résultats à peu près semblables. Le médecin n'avait donc pour se conduire que l'usage et la notoriété publique. Ainsi, les affections cutanées étaient dirigées sur les Pyrénées, le soufre ayant de tout temps été considéré comme un spécifique de ce genre de maladies. Les affections des voies respiratoires, étaient envoyées aux Eaux-Bonnes, à Cauterets, au Mont-Dore, et ainsi de suite. Cependant il y avait, dans cette manière d'agir, quelque chose de peu satisfaisant. Comment expliquer, par exemple, les cas de guérison de maladies de peau, près des eaux alcalines ; comment comprendre que les eaux bi-carbonatées du Mont-Dore pussent avoir, dans certains cas, autant et plus d'efficacité sur les lésions pulmonaires que les eaux sulfureuses de Bonnes. Il semblait y avoir là une véritable confusion, un pêle-mêle inextricable dans l'administration des eaux minérales, et c'est même de ce chaos, plus apparent que réel, que sont sorties les recherches de M. Scoutetten, et sa théorie sur l'électricité, comme seul principe actif des eaux thermales.

Frappés plus que personne du vague et de l'incertitude auxquels l'hydrologie semblait condamnée, les médecins des eaux ont été des premiers à chercher, et à s'efforcer de substituer des règles fixes aux données empiriques, d'après lesquelles on se dirigeait, et nous croyons pouvoir dire que leurs efforts ont été pour beaucoup dans le mouvement nouveau qui s'opère dans les idées médicales.

A eux nous paraît revenir l'honneur d'avoir les premiers fait revivre la théorie des maladies constitutionnelles ou héréditaires, qui tend à prendre une place de plus en plus grande, dans la thérapeutique de notre époque.

Quelques exemples suffiront pour justifier notre dire. En 1840, c'est l'honorable M. Patissier qui, dans son rapport d'ensemble sur le service des eaux minérales, s'exprime ainsi : « Il ne faut pas perdre de vue que les » maladies cutanées ne sont tenaces, rebelles, et n'ont » beaucoup de tendance à récidiver que parce qu'elles sont » constitutionnelles, c'est-à-dire dépendant d'une altération » de nos humeurs..... »

En 1847, M. Andrieux, dans un écrit sur les Eaux-Bonnes, s'exprimait de la sorte : « A l'état chronique, il » faut admettre l'existence d'une laryngite syphilitique, » scrofuleuse, rhumatismale, dartreuse, inflammatoire, » catharrale, nerveuse..... Les maladies chroniques de la » poitrine, développées chez un sujet sans cesse affecté » d'éruptions prurigineuses, de douleurs rhumatismales, » de fluxions catarrhales ou de symptômes de scrofule, » retiennent la nature de l'état morbide général qui domine » la constitution..... »

Il était difficile, il nous semble, d'être plus précis que ne l'était M. Andrieux, pour le temps où il écrivait. Toute la théorie des maladies héréditaires est contenue en germe dans les lignes que nous venons de citer. Seulement, comme il arrive souvent aux novateurs, M. Andrieux, après avoir indiqué les principes, a reculé devant les applications.

Mais, ce que nous avons dit, suffit pour prouver les tendances nouvelles qui s'accusaient, dès cette époque, et l'adhésion que leur donnait l'hydrologue que nous venons de citer.

Depuis 1847, le mouvement s'est accentué de plus en plus; la théorie a fait de nouvelles recrues d'une haute importance. Nous citerons, en particulier, l'honorable et savant médecin de l'hôpital Saint-Louis, qui en a fait la base de ses travaux, sur la pathologie cutanée. Reprenant à nouveau les idées de ceux qui l'avaient précédé dans ce genre d'études, M. Bazin a montré que si les maladies de la peau offraient tant de difficultés dans leur guérison, cela tenait à ce que l'on était engagé dans une fausse voie. Vouloir ne voir dans une éruption quelconque qu'une lésion dermique, c'était ne faire qu'une médication de symptômes au lieu de remonter jusqu'à la cause première.

Pour lui, toute affection cutanée n'est que la manifestation extérieure d'un état pathologique général qu'il faut savoir réconnaître et combattre, sous peine de n'arriver qu'à des résultats négatifs.

Transportant dans la pratique les données de sa théorie, M. Bazin en a fait la base de sa médication, et les succès qu'il en obtient chaque jour, militent en faveur de l'excellence de sa méthode.

Nous citerons aussi, parmi les nouveaux et les plus ardents défenseurs de cette théorie des états généraux, l'honorable médecin-inspecteur des Eaux-Bonnes. Ses récents travaux sur l'arthritis et sur l'herpétisme, l'ardeur avec laquelle il les défend, doivent le faire ranger au nombre des adeptes convaincus de la nouvelle doctrine.

Du reste, sans chercher ici à citer de nouveaux noms, nous dirons qu'il suffit de lire les journaux de médecine, pour reconnaître le progrès considérable fait par ces idées, parmi les praticiens. Il est même à craindre, comme cela a lieu si souvent, qu'entraînés par ce qu'offre de réellement séduisant par sa fécondité, cette théorie des maladies constitutionnelles, beaucoup d'adeptes ne dépassent le but, en exagérant le rôle que celles-ci jouent dans la pathologie.

Mais, laissant de côté ces craintes, il est évident qu'on tend de plus en plus, aujourd'hui, à admettre dans la pratique des maladies chroniques et souvent aussi des maladies aigües, la préexistence d'un état général profond, intime, d'une véritable maladie *en puissance,* état général qui sert de substratum à l'affection présente, immédiate, *in actu,* lequel imprime à celle-ci un cachet particulier qui modifie son expression symptômatique et qui demande à être bien apprécié du médecin, parce que de là dérivent des applications thérapeutiques variées.

C'est dans cette nouvelle direction des idées, qu'il faut chercher la cause de la faveur continuellement croissante des eaux minérales. Sans nul doute, la facilité des déplacements, le bien-être matériel et intellectuel même qu'on trouve près de chaque station thermale, ont pu contribuer à augmenter le nombre de baigneurs, mais ce serait une erreur de ne vouloir voir là qu'une affaire de mode. La vérité c'est que les eaux mieux connues, leurs effets curatifs mieux appréciés, leur mode d'administration mieux régularisé, ont permis d'en obtenir des bienfaits plus multipliés, et par suite ont incité médecins et malades à venir y chercher la curation d'un plus grand nombre de maladies chroniques.

C'est surtout à la connaissance mieux définie du lien qui subordonne les affections chroniques à la préexistence d'un principe constitutionnel que, selon nous, ce résultat doit être attribué, car c'est dans les eaux minérales que ces états constitutionnels trouvent leur thérapeutique rationnelle. Le médecin qui les prescrit et celui qui les applique, doivent donc savoir bien les reconnaître et poursuivre, à travers des affections variées, le principe morbifique qui se cache dans l'intimité de notre organisme et imprime son cachet à chaque état pathologique.

Le rôle prépondérant des états constitutionnels ou généraux n'est pas chose nouvelle assurément, et nos prédécesseurs du siècle dernier ne nous avaient laissé, sous ce rapport, que bien peu de choses à découvrir. L'importance qu'ils donnaient aux humeurs, cachait, sous une forme peut-être moins erronée qu'on ne s'est plu à le proclamer, des principes médicaux dont nous avons trop fait table rase. Qu'était-ce au fond que cette théorie des humeurs, sinon la doctrine des états généraux ou constitutionnels? Et la polypharmacie de nos ancêtres, débarrassée du fatras qui l'encombrait, répondait souvent mieux aux besoins de l'organisme que nos médicaments soi-disant spécifiques.

Les médecins du commencement de ce siècle ont renversé ces théories humorales et, au nom de l'Observation, créé une nosologie étroite, où chaque maladie, décrite isolément, semble former un tout complet, sans lien qui la rattache à aucune des maladies de la même famille. C'était le beau temps de l'organicisme.

C'est contre cette tendance à ne voir partout que des faits isolés, sans s'élever jusqu'à l'étude des lois générales qui régissent les maladies comme les êtres, qu'une réaction manifeste s'opère à notre époque, et cela au nom de cette même Observation qui, après avoir servi à démolir, sert aujourd'hui à réédifier. C'est de cette réaction qu'est née la doctrine des états constitutionnels. Les anciens, cherchant à les expliquer à leur façon et ne pouvant trouver où placer des états morbides sans corps, en avaient fait un vice des humeurs qui atteignait tout l'organisme sans localisation spéciale, et leur avaient donné le nom de *diathèses*. Il n'y a pas encore bien longtemps que cette manière de comprendre les faits et de s'exprimer avait cours dans la science, et dans la note que nous avons citée plus haut, le regrettable M. Patissier ne disait-il pas en 1840 : « Il ne » faut pas perdre de vue que les maladies cutanées ne » sont tenaces, ..., que parce qu'elles sont constitution- » nelles, c'est-à-dire dépendantes d'une altération de nos » humeurs. »

Aujourd'hui, laissant de côté ces idées humorales, on a renoncé à chercher un siège à ces états pathologiques, et l'on s'est borné à reconnaître leur existence en leur donnant le nom d'*États constitutionnels ou généraux*.

Nous pouvons dire cependant, que dans ce démembrement des anciennes doctrines, où chaque maladie n'a plus été comptée que comme individualité, la théorie des maladies générales n'avait pas sombré complétement. Pour nous expliquer plus clairement, nous dirons que si les ouvrages de nosologie ont mis de côté ces idées médicales, comme appartenant à une autre époque, la pratique n'a pas cessé cependant de les reconnaître et d'en faire l'application.

Le fait ne se peut nier par la syphilis. Quel est le médecin qui n'ait été appelé plus d'une fois, en présence d'obstacles inexplicables, à fouiller dans la vie de son malade, et, pour peu que les circonstances s'y prêtassent, à avoir recours au mercure comme à une véritable pierre de touche. Que fait-on dans ce cas, sinon chercher, par l'expérimentation, à mettre au jour le principe latent qui entrave la médication. Une telle manière de faire n'est-elle pas la reconnaissance implicite d'un état général, compliquant et dominant la lésion apparente.

N'en pourrait-on pas dire autant d'une autre maladie qui joue un rôle bien important dans nos sociétés modernes? Nous voulons parler de la scrofule. Assurément, quand cette cruelle maladie se révèle par des signes tangibles, gourmes, engorgements ganglionaires, abcès, etc., aucun médecin ne peut fermer les yeux à l'évidence, et les médications sont dirigées en conséquence. Mais, lorsque la maladie ne se traduit au-dehors par aucun signe apparent, lorsqu'elle n'est encore qu'en puissance, on se borne à la désigner sous le nom vague de tempérament lymphatique, et à ce point, on la méconnaît trop souvent.

C'est un des progrès de notre époque d'avoir su apprécier l'importance de cet état constitutionnel, en apparence inoffensif, et reconnaître son influence prépondérante, dans une foule de manifestations extérieures des plus diverses.

Quant aux autres états constitutionnels, le rôle important qu'ils jouent en pathologie est certainement moins apprécié que pour les précédents, et pour ne parler que de celui qui doit nous occuper d'une manière plus spéciale, l'arthritis rencontre encore de nombreux opposants.

Ce n'est pas pourtant que nous n'ayons, dans le passé, des autorités imposantes pour appuyer les idées qui ont cours aujourd'hui. Franck, qui n'était en cela que l'écho de Stoll et de Barthez, admettait des dyspepsies arthritiques. Chomel reconnaissait des pneumonies rhumatismales. A notre époque, plusieurs praticiens de haut mérite admettent l'influence du rhumatisme sur un certain nombre d'affections, mais de là, à reconnaître l'arthritis comme maladie constitutionnelle, il y a un grand pas que beaucoup de praticiens reculent encore à franchir.

Ce qui les rend aussi hésitants à l'adoption des nouvelles doctrines, c'est que les maladies constitutionnelles manquent généralement de signes certains et irréfutables qui permettent d'affirmer leur préexistence. Si la syphilis n'a jamais été contestée, elle le doit à ce que le médecin a, pour la reconnaître, des données positives qui lui permettent d'asseoir un diagnostic exact. La couleur cuivrée, les douleurs nocturnes, les gonflements osseux, etc., appartiennent à la syphilis et n'appartiennent qu'à elle.

Pour la scrofule, pour l'arthritis, l'herpétisme, on a bien cherché à leur assigner des caractères spéciaux, et nous devons citer les efforts faits dans ce sens par M. Bazin; mais ces caractères ne sont pas assez précis et tranchés pour éviter toute erreur. Aussi, dans beaucoup de cas, est-ce moins d'après l'apparition de ces signes incertains, que d'après les antécédents du malade, que l'on est obligé d'établir le diagnostic d'un état général.

Ce sera l'œuvre du temps et des faits d'abaisser les barrières, en mettant à néant les objections. Disons cependant que le nombre des adhérents va chaque jour en grossissant, et que les faits mieux interprétés leur donnent raison.

Quoi qu'il en soit, l'importance des maladies constitutionnelles et le rôle dominant qu'elles doivent jouer dans la pratique des maladies chroniques, n'est pas encore assez généralement admis pour qu'il soit inutile de leur chercher la consécration des faits.

Puisque la curation de ces maladies relève directement de la thérapeutique thermale, nulle part on n'est mieux placé qu'aux eaux, pour pouvoir en faire une étude approfondie.

Les médecins qui exercent dans ces localités, après avoir contribué à propager la doctrine, peuvent, mieux que qui que ce soit, la soumettre à un contrôle approfondi qui vienne élargir les bases sur lesquelles elle repose, en lui donnant la consécration de l'expérience. C'est donc pour eux un devoir de recueillir les faits qui se présentent en foule à leur étude, de les coordonner et d'en déduire les conséquences favorables ou défavorables qui peuvent en résulter.

C'est dans ce but, que nous avons profité de notre séjour à Royat pour étudier, au point de vue qui nous occupe, les nombreux malades que nous avons été appelé à y traiter, et qui ont retiré, de l'usage des eaux, des effets assez variés.

Pour mettre de l'ordre dans ce travail, nous commencerons par citer les observations détaillées d'un certain nombre de malades, et nous réserverons, pour la fin, les conclusions que nous croyons pouvoir en tirer. Ce sera offrir à chacun le moyen de contrôler nos assertions.

Nous avons dit qu'une foule d'affections des plus variées venaient chaque année se faire traiter à Royat. Nous laisserons de côté celles qui ne peuvent être regardées que comme des exceptions et nous diviserons les autres en trois catégories :

1° *Affections des voies respiratoires ;*

2° *Affections nerveuses, Dyspepsie, Chloro-anémie, Lésions utérines ;*

3° *Affections cutanées.*

Nous avions d'abord voulu faire une catégorie à part des affections utérines, mais nous avons renoncé à la réflexion. Ces lésions sont si communes qu'il est bien peu de femmes venant aux eaux pour des phénomènes nerveux, qui ne

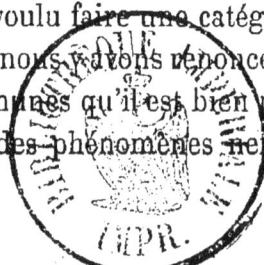

2

présentent quelque trouble fonctionnel ou organique du côté de cet organe. Il eût donc fallu faire deux classes de névroses ; celles qui s'accompagnent de symptômes utérins et celles qui en sont complétement indépendantes. Nous avons préféré ne faire qu'une classe unique de toutes ces affections diverses qui, presque toujours, marchent ensemble et tiennent à une même cause. Presque toujours l'affection utérine est primitive et les névroses sont secondaires. Mais une fois développées, celles-ci acquièrent, dans certains cas, une telle prépondérance, qu'elles nécessitent des traitements spéciaux. C'est pour ce motif que nous n'avons pas voulu séparer ce que la nature réunit le plus ordinairement et ce que nous n'aurions pu faire que moyennant des répétitions fastidieuses.

1ʳᵉ CATÉGORIE.

—

Affections des voies respiratoires.

Les affections des voies respiratoires fournissent, à Royat, un contingent de maladies assez considérable, et les résultats avantageux que la plupart en retirent, ne peuvent que contribuer à en augmenter le chiffre chaque année.

Un climat doux et sec, un site charmant, de l'eau en abondance, une organisation balnéaire convenable, constituent pour le traitement un ensemble de moyens d'une grande importance. Nous ne disons rien des principes constitutifs, des eaux et des gaz qu'elles contiennent, leur genre d'utilité et le rôle qu'ils sont appelés à jouer dans le traitement des affections de poitrine, seront appréciés en détail plus tard. Pour le moment, nous allons nous borner à citer des observations de malades, en les fesant suivre de quelques réflexions destinées à appeler l'attention sur les points les plus importants de ces exemples.

OBSERVATION I.

Convalescence de fièvre typhoïde. — Bronchite chronique.

Mme ***, 26 ans, frêle, délicate, nerveuse.

Père mort de pneumonie ; mère et sœur bien portantes; elle-même d'une bonne santé habituelle.

Atteinte en mars 1864 d'une fièvre typhoïde grave ; convalescence très-pénible, santé languissante. Était en cet état, quand, en juin, elle contracte une bronchite intense qui résiste à tout traitement, et occasionne un dépérissement général profond. Toux incessante, crachats muqueux jaunâtres, sueurs nocturnes. Douleurs entre les épaules. Pouls fréquent, sans chaleur. Manque d'appétit et de sommeil. Les règles viennent régulièrement.

La faiblesse est si grande qu'en arrivant à Royat, elle est obligée de rester deux jours au lit pour se remettre de la fatigue du voyage de Paris.

Le 25 août nous la trouvons dans l'état ci-dessus. A l'auscultation nous reconnaissons dans les deux poumons un râle muqueux fin, disséminé. De plus, à gauche, un peu d'obscurité au sommet, et de la rudesse à l'expiration. Parfois un peu de sibilance. Pas de matité appréciable à la percussion.

Traitée par la salle d'inhalation, et l'eau en boisson, auxquelles nous adjoignons plus tard les grands bains.

Sous l'influence de ce traitement, les symptômes s'amendent; la douleur entre les épaules et les sueurs nocturnes disparaissent les premières. Puis c'est la toux qui diminue et finit par ne plus revenir que le matin et le soir. L'expectoration se réduit peu à peu à quelques crachats.

L'appétit reparaît, la malade peut s'alimenter convena-
blement, le sommeil devient excellent, les forces reviennent,
et la malade peut faire à pied des courses de plus en plus
longues.

Quand elle quitta Royat après vingt-six jours de traitement, Mme *** était méconnaissable. Elle avait engraissé,
repris de la gaieté et se croyait complétement guérie, à part
quelques petites quintes matin et soir. Le poumon droit
était sain ; les râles avaient disparu ; mais dans le poumon
gauche, il restait toujours un peu de rudesse sous la clavicule.

Tout en reconnaissant l'immense amélioration obtenue
à Royat, nous ne pouvions nous défendre d'un sentiment
de crainte pour l'avenir, crainte fondée sur l'état du sommet du poumon gauche. Le temps devait nous donner tort.
Nous avons su depuis que Mme *** se portait parfaitement,
qu'elle avait beaucoup engraissé et passé l'hiver suivant
sans rhume. Elle est aujourd'hui parfaitement guérie.

Réflexions. — A son arrivée aux eaux, Mme *** était dans
un état qui inspirait la pitié. Son médecin ordinaire lui-
même ne croyait pas qu'elle put supporter le traitement
thermal. Vingt-six jours de soins ont suffi pour dissiper
cet ensemble de symptômes morbides dont l'apparence
était si formidable, et qui nous inspirait à nous-même les
craintes les plus sérieuses.

Avons-nous guéri là une phthisie commençante ? Malgré
l'espèce de probabilité que sembleraient donner à cette
opinion les symptômes stéthoscopiques du poumon gauche,
nous ne le croyons pas.

Sans nul doute, il y avait chez Mme *** un état sub-inflammatoire des poumons qui avait entraîné de l'engorgement dans le sommet du poumon gauche, et par suite,

de l'induration des tissus, et c'est à cette cause qu'il faut attribuer, ce nous semble, l'obscurité du bruit respiratoire et la rudesse à l'expiration, mais nous ne pensons pas qu'il y eût encore création de tubercules.

Assurément si cet état eût persisté quelque temps, il est très probable que la tuberculisation serait survenue, Mme *** étant dans les meilleures conditions pour cela. D'une constitution grêle, avec une poitrine étroite, elle était depuis cinq mois, languissante d'une fièvre typhoïde dont elle ne pouvait se remettre ; la nutrition ne se fesait que fort mal, et l'état général était singulièrement appauvri, quand une inflammation bronchique est venue s'enter sur une situatiou déjà bien mauvaise. Le résultat final de cet état complexe devait donc être l'évolution du tubercule, mais grâce aux eaux, l'état sub-inflammatoire a été enrayé et dissipé, la nutrition s'est rétablie et les symptômes si alarmants tout d'abord se sont évanouis. Or, nous ne croyons pas que, s'il eût existé des tubercules, l'amélioration se fut prononcée d'une manière aussi rapide.

Mme *** était sur la limite de la tuberculisation, mais elle n'y était pas arrivée.

Quoi qu'il en soit, qu'on appelle cet état phthisie pulmonaire au premier degré ou bronchite chronique comme nous croyons devoir le désigner, le résultat obtenu n'en reste pas moins remarquable.

OBSERVATION II.

Neuf pneumonies chez une jeune fille. — Bronchite chronique consécutive. — Guérison.

Mlle ***, 14 ans, grande et lymphatique, touchant à la puberté.

Sa mère est morte en lui donnant le jour, son père est atteint de paralysie faciale, suite d'un coup d'air.

A eu, au dire de sa tante qui l'élève, neuf fluxions de poitrine avec crachement de sang, depuis sept ans.

A son arrivée nous lui trouvons : faciès blême et bouffi, yeux cernés, bouffées de chaleur vers la tête. Epaules hautes et rondes, la gauche plus que la droite par suite d'un vésicatoire laissé trop longtemps. Pouls à 100, sans chaleur à la peau. Crises de dyspnée. Un peu de toux par quintes. Expectoration presque nulle. Sueurs abondantes. A l'auscultation, on entend dans toute la poitrine des râles sibilans et dans les fosses sous épineuses, quelques râles muqueux fins vers le sommet des deux poumons, respiration rude et sèche. Pas d'emphysème. Percussion normale.

Au bout de deux semaines, le pouls est tombé à 85°, les poumons sont presque dégagés ; la jeune fille peut courir presque sans essouflement, le teint est clair et coloré, la gaieté revient. A la fin du mois de traitement, l'état est très-satisfaisant. Pas d'essouflement, pas de toux ; pouls à 80°. Bon appétit, bon sommeil, faciès coloré. Respiration normale dans les deux poumons ; peut-être un peu de rudesse dans l'expiration mais bien faible. Sous l'influence de la gymnastique, combinée au traitement, la jeune fille s'est redressée, et la rotondité des épaules à disparu.

Cette jeune personne a été passer l'hiver suivant à Pau. Aujourd'hui elle est parfaitement guérie.

Réflexions. — Dans ce cas nous avions affaire à une double lésion. Les râles sibilans, la rudesse de la respiration dans les grosses bronches, les râles muqueux dans les fosses sous-épineuses, etc., constituent autant de symptômes appartenant à la bronchite chronique. Mais à côté de cela, les neuf pneumonies en sept ans, avec fièvre, expectoration sanguinolente, etc., indiquent que la membrane interne des vésicules pulmonaires (bien distincte de la muqueuse bronchique ainsi que l'a démontré M. Ch. Robin), était le siège d'un état sub-inflammatoire. C'est à cette dernière lésion que nous rapportons les crises de dyspnée improprement appelées asthme par les parents.

Il y avait là un état fort sérieux et qui se compliquait encore de ce fait que cette jeune fille touchait au moment de la puberté. Il était donc important de porter un prompt remède à cette situation qui, au moment critique où arrivait la jeune malade, pouvait tourner mal et la conduire tout droit à la phthisie.

Or, l'action des eaux a été prompte et énergique, et le résultat tel qu'on pouvait le désirer. La salle d'aspiration a produit les effets que nous en attendions ; son action a été complétée par les bains et aussi par la gymnastique qui a servi à rendre au système musculaire une activité plus grande.

OBSERVATION III.

Bronchite chronique. — Emphysème pulmonaire. — Manifestations arthritiques.

M. ***, 55 ans. Homme faible et grêle, usé par des excès. A eu par quatre fois des attaques très-fortes de rhumatisme articulaire, et ressent toujours de temps à autre des douleurs dans les épaules, les hanches et les genoux. Depuis longtemps se trouve fortement travaillé tous les hivers par des bronchites.

Atteint depuis dix-huit mois d'une bronchite rebelle qui l'a épuisé par la fatigue de la toux et le manque de sommeil. Est pâle, amaigri, anémié, manque de force. Pouls à 96°, sans chaleur à la peau. Toux fréquente et grasse ; expectoration peu abondante formée de crachats muqueux, jaunâtres. Appétit médiocre, sommeil pénible.

Percussion. — Sub-matité sous les deux clavicules, dans

la hauteur de 2 centimètres. Partout ailleurs, sonoréité normale, sauf en avant sur les deux côtés du sternum, où elle est exagérée.

Auscultation. — Au sommet des poumons, respiration sèche et soufflante, expiration prolongée et rude. Au niveau du bord antérieur des poumons, surtout à gauche, un peu d'obscurité du bruit respiratoire. Partout ailleurs, la respiration s'entend parfaitement, mais avec une rudesse marquée. Mélange de râles muqueux et sibilans.

Séjour de vingt-huit jours à Royat, avec alternatives de mieux et de pis. Apparition d'un engorgement de l'articulation tibio-tarsienne qui empêche la marche. Retour d'un peu de catarrhe vésical.

Au départ, la sub-matité a diminué ; la respiration a toujours un peu de sécheresse et l'expiration est prolongée, mais la rudesse en est moindre. Il y a toujours un peu d'expectoration. En résumé, les symptômes se sont amendés et le malade se trouve infiniment mieux. L'appétit et le sommeil sont revenus. L'arthrite est presque nulle.

Réflexions. — Nous nous trouvons dans ce cas en présence d'une bronchite chronique avec emphysème, mais se reliant cependant à un état rhumatismal manifeste, et la preuve que cet état ne fesait que sommeiller, c'est qu'il a été réveillé par l'usage des eaux, et s'est traduit au-dehors par un commencement d'arthropathie.

La bronchite était-elle sous la dépendance du principe arthritique, et est-ce à cela que nous devons attribuer sa ténacité et sa longue durée ? Nous croyons pouvoir nous ranger à cette opinion ; dans tous les cas, l'état du malade s'est amélioré, les symptômes se sont amendés, et notre homme est parti satisfait des résultats obtenus à Royat. Quant à la toux persistante, il faut tenir compte de l'emphysème qui n'a pas été et ne pouvait pas être guéri.

OBSERVATION IV.

Bronchites réitérées.— Léger emphysème consécutif.— Manifestations
arthritiques.

M. ***, 46 ans. Tempérament lymphatique. Constitution
robuste.

Mère rhumatisante. A eu lui-même de nombreuses et
fortes attaques de rhumatisme musculaire. Depuis six à sept
ans, les rhumatismes ont fait place à des bronchites réitérées
qui l'ont conduit à l'état actuel. L'hiver de 1864-65 a été
très-pénible pour le malade qui était atteint d'une dyspnée
continuelle. Il est résulté de cet état un peu d'emphysème
pulmonaire.

Percussion. — Sonoréité exagérée dans la partie supérieure des deux poumons, normale en bas.

Auscultation. — Respiration courte et rude. Légère diminution du son en haut. En bas elle est naturelle. Quelques râles muqueux et sibilans. Etat général satisfaisant.
Toux assez fréquente. Anhélation. Expectoration muqueuse
jaunâtre.

Séjour de vingt-cinq jours à Royat.

Au départ, toujours un peu de toux et d'expectoration
salivaire, mais la respiration a repris son ampleur ; on sent
que le poumon se déplisse largement. La respiration a perdu
sa rudesse. L'anhélation a disparu sauf dans les grandes
ascensions.

En somme, l'état du malade s'est beaucoup amélioré, et
cette amélioration s'est encore accrue pendant l'hiver suivant, le malade ne s'étant pas enrhumé.

Réflexions. — M. *** était atteint depuis plusieurs
années de bronchites fréquentes et d'une ténacité désespérante. Leur cause occasionnelle étaient toujours les chan-
gements brusques de température auxquels l'exposait sa

profession. Mais la cause prédisposante est bien évidente. Né de parents rhumatisants, et rhumatisant lui-même, M. ***, après avoir souffert huit ans de ses douleurs, les voit disparaître sans cause appréciable, et elles sont remplacées depuis six ans par des bronchites nombreuses. Il est évident qu'il y a là un rapport direct, un lien qui unit l'état morbide ancien à l'état pathologique nouveau, et que les rhumatismes passés et les bronchites actuelles ne sont que deux anneaux de la même chaîne.

Royat a eu sur cet état une influence heureuse. L'état sub-inflammatoire a disparu, l'ampliation des poumons se fait librement. Il n'y a plus de dyspnée, puisque le malade fait, malgré notre avis, l'ascension du Puy-de-Dôme, et au départ il ne reste de l'état passé qu'un peu de dilatation bronchique.

Notons en passant la remarque faite plus haut, que le malade a passé l'hiver qui a suivi sa saison à Royat sans contracter de bronchite. Ce n'est pas là un fait isolé ; il se présente au contraire chez l'immense majorité des malades qui ont fait usage de la salle d'aspiration. L'emploi de ce mode de traitement fait disparaître cette susceptibilité extrême des bronches, qui est une des choses les plus pénibles pour les malades.

OBSERVATION V.

Catarrhe pulmonaire. — Emphysème. — Manifestations arthritiques.

M. ***, 55 ans, cultivateur. Grand et maigre. Tempérament lymphatico-sanguin ; très-usé. Est depuis longues années sujet à de fréquentes attaques de rhumatisme. A toujours eu en outre une grande prédisposition aux bronchites. A eu cinq ou six pneumonies, et en outre d'assez fréquentes poussées d'eczéma, dont il ne nous parle pas tout d'abord.

Depuis sept mois se trouve atteint d'une bronchite qui a dégénéré en catarrhe pulmonaire. Cette bronchite a eu des diminutions et des recrudescences, et résiste à tout traitement. Le malade nous présente, lors de son arrivée, une toux sèche, sifflante, anxieuse, ne se terminant que par l'expulsion de quelques crachats blanchâtres spumeux. Beaucoup d'anhélation. Pouls très-fréquent, sans chaleur. Poitrine étroite et bombée.

Percussion. — Sonoréité anormale en haut dans les deux côtés; redevenant normale dans la moitié inférieure.

Auscultation. — Dans les deux poumons, respiration forte et bruyante, expiration prolongée. Râles sibilans et muqueux par moments. Les sons ont plus d'intensité en haut qu'en bas.

Séjour de vingt jours à Royat.

Le traitement a produit une abondante poussée d'eczéma sur les deux bras.

A son départ le malade est bien.

A gauche, la respiration a perdu son caractère bruyant, l'expiration seule a conservé un peu de rudesse.

A droite, il y a aussi quelque amélioration, mais moins prononcée.

La toux est beaucoup moindre et peu pénible. Le malade a repris de la force. Il n'existe aucun râle appréciable. L'eczéma persiste sur les bras et un peu sur la lèvre supérieure.

Réflexions. — Nous avions affaire dans ce cas à un individu dans de mauvaises conditions. Une poitrine étroite, une grande facilité à s'enrhumer, cinq à six pneumonies antérieures, de l'emphysème pulmonaire, constituaient des antécédents assez fâcheux. Aussi rien de plus naturel qu'une bronchite plus intense que les précédentes, venant à s'implanter sur un aussi mauvais terrain, ait dégénéré en un catarrhe pulmonaire.

Il était bien impossible qu'en vingt jours nous puissions arriver à guérir un état aussi compliqué, et le malade ne se fesait à cet égard aucune illusion. Une certaine amélioration, un peu de sommeil la nuit, le retour des forces et de l'appétit et la diminution de la toux, étaient tout ce qu'il venait demander à Royat, et il l'a trouvé.

Mais nous devons tenir compte d'un fait important, c'est le retour d'un eczéma rétrocédé depuis longtemps et dont le malade ne nous avait pas parlé. Il était sujet à des rhumatismes depuis longues années; il avait eu de nombreux eczémas et il en portait encore une petite trace à la lèvre supérieure. Ces eczémas avaient disparu de dessus les bras sans qu'en apparence le malade en eut souffert. Mais nous voyons à la suite de cela une bronchite passer à l'état chronique, résister à tous les traitements, et s'amender aussitôt que, sous l'influence des eaux, l'affection cutanée reparaît. Nous aurons l'occasion de revenir sur cet enchaînement de deux maladies en apparence si différentes. Pour le moment nous nous bornons à l'indiquer.

Nous n'abandonnerons pas le chapitre des affections de poitrine, sans dire quelques mots d'une maladie qu'on prétend guérir quelquefois aux eaux, ce qui nous paraît bien hypothétique, ainsi que nous aurons l'occasion de le dire plus tard.

Nous voulons parler de la phthisie pulmonaire.

Peu de malades atteints de cette cruelle affection, viennent faire un traitement à Royat; cependant nous en rencontrons quelques exemples sur les gens des environs à qui leurs moyens bornés ne permettent pas de grands déplacements. Nous avons profité des occasions qui se sont offertes à nous, pour étudier avec soin les résultats que nous offre le traitement de notre station thermale, et les deux exemples suivants permettront d'apprécier ce qu'on peut en attendre.

OBSERVATION VI.

Phthisie pulmonaire au premier degré dans le poumon droit. — Au deuxième degré à gauche.

Mme ***, 40 ans. Grande et très-maigre. Malade depuis deux ans.

Pas d'antécédents connus ; jamais de rhumatisme.

Cette femme, d'une santé délicate, mais assez bonne, s'est toujours enrhumée facilement. Il y a deux ans elle a été atteinte d'une bronchite qui n'a jamais disparu et l'a conduite au point où elle est aujourd'hui.

Toux sèche et fréquente. Expectoration muqueuse. Sueur la nuit. Manque complet d'appétit. Douleurs épigastriques après le repas. Constipation. Depuis quinze jours, fièvre irrégulière ; pouls à 120.

Percussion. — Sonoréité normale dans tout le poumon droit. Matité du sommet à gauche. Son normal au-dessous.

Auscultation. — Respiration sèche et bruyante dans tout le poumon droit, mais plus marquée au sommet. Par moment, quelques craquements fins.

Sous la clavicule gauche, respiration rude et sèche, expiration prolongée. Résonnance de la voix. Quelques craquements humides par moments.

Vingt jours de séjour à Royat.

Au départ, la malade a repris quelques forces, l'appétit est un peu revenu, le faciès est meilleur, la fièvre et les sueurs moins prononcées. Quant aux phénomènes stéthoscopiques, il n'y a aucune modification.

OBSERVATION VII.

Phthisie pulmonaire au deuxième degré.

M. ***, 38 ans. Constitution moyenne. Tempérament lymphatique. Pas d'antécédents connus. Jamais de rhumatisme.

A contracté, il y a sept ans, une bronchite en chemin de fer, et depuis cette époque n'a jamais cessé d'être malade.

Le malade est pâle et fort amaigri, très-faible. Toux fréquente, surtout la nuit. Crachats peu abondants, épais, verdâtres. Transpiration légère. Pas de diarrhée. Appétit conservé. Doigts en tête de marteau. Pouls à 100°.

Percussion. — Au sommet des deux poumons, sub-matité manifeste; dans tout le reste sonoréité normale.

Auscultation. — Dans la partie supérieure des deux poumons, respiration forte et sèche. Expiration prolongée. Résonnance de la voix. Dans le reste du poumon droit, respiration normale. A gauche, râles muqueux fins disséminés.

Séjour de vingt-trois jours à Royat.

Au départ, l'état du malade est beaucoup meilleur, l'appétit est très-bon, les forces ont augmenté; la toux a sensiblement diminué et les crachats sont devenus salivaires. Quant aux phénomènes stéthoscopiques ils ne se sont pas modifiés; cependant à gauche la respiration semble un peu moins sèche et moins rude.

De ces deux exemples de phthisie, les seuls que nous voulions citer, il résulte évidemment la preuve que les tubercules ne guérissent pas à Royat. Guérissent-ils mieux près d'autres eaux? C'est ce qu'il resterait à prouver.

Dans ces deux cas Royat a rendu aux malades les seuls services qu'il pouvait leur rendre. L'appétit a reparu, les

forces sont un peu revenues, la toux a diminué et l'expectoration a pris un meilleur caractère, mais il y'a loin de là
à une guérison, et la preuve c'est que les symptômes du
côté du poumon ne se sont pas modifiés. Les malades en
retireront probablement un léger temps d'arrêt dans les
progrès de leur maladie, mais il est évident que l'amélioration obtenue, grâce à l'action tonifiante des eaux, disparaîtra un peu plus tard, et que la tuberculisation reprendra
sa marche fatale.

Nous avons cru devoir être très-scrupuleux dans le choix
des exemples que nous avons cités pour la phthisie, parce
que nous croyons que beaucoup de faits de guérison de cette
maladie, doivent être rattachés tout simplement à la bronchite chronique, et que c'est grâce à des erreurs pareilles
qu'on est arrivé à citer de nombreux exemples de guérison
de la tuberculose.

Les premières observations que nous avons rapportées
sous le nom de bronchite chronique ou catarrhe pulmonaire,
auraient pu, avec un peu de bonne volonté, être rattachées
à la tuberculisation des poumons, car presque aucun des
signes donnés comme indiquant ordinairement la phthisie
au premier degré ne fesait défaut, mais la marche rapide
du mal vers la guérison, la facilité avec laquelle l'état général
des malades s'améliorait, ne pouvaient laisser aucun doute
à cet égard.

Evidemment l'induration pulmonaire, source de tous les
signes stéthoscopiques, était due à un état sub-inflammatoire et non à une infiltration tuberculeuse. Or, rien ne
permet de distinguer au début un de ces états de l'autre;
il n'y a que les progrès ultérieurs de la maladie qui puis-
sent conduire à un diagnostic certain. L'un de ces états
tend fatalement vers la désorganisation, tandis que l'autre

persiste avec ténacité sans progresser, et tend au contraire à disparaître sous l'influence d'un traitement rationnel.

Dans les deux cas de phthisie que nous avons rapportés, les signes de tuberculisation sont palpables, le mal est arrivé à un point où le doute n'est plus permis, et nous avons vu que les résultats thérapeutiques ont été nuls, car nous n'attachons qu'une importance bien minime à une légère amélioration de l'état général qui disparaîtra prochainement sous la marche progressivement croissante du mal.

Il résulte donc de ce que nous venons de dire, que si le traitement thermal à Royat jouit d'une incontestable utilité dans les cas de bronchite chronique et de catarrhe pulmonaire, il est par contre tout-à-fait insuffisant, quand la tuberculose est arrivée à un point où une erreur de diagnostic devient impossible.

Aux faits rapportés ci-dessus, nous aurions pu joindre quelques exemples non moins remarquables. Ainsi un enfant débarrassé d'une coqueluche qui l'avait réduit à un état d'émaciation extrême et mettait ses jours en danger. Ainsi une dame, de famille phthisique, sujette à des bronchites tenaces et excessivement fréquentes, et qui a été débarrassée de cette prédisposition à s'enrhumer par deux saisons passées à Royat.

Mais nous prolongerions indéfiniment les limites de ce travail et il faut nous borner.

Dans tous les cas, les moyens auxquels nous avons eu recours pour le traitement des malades sont, la salle d'aspiration, les grands bains et l'eau en boisson.

La salle d'aspiration est le moyen par excellence dans la curation des affections pulmonaires. Cette absorption de vapeurs minérales chaudes mêlées à une grande quantité d'acide carbonique, a sur les organes respiratoires une action sédative extrêmement puissante. Il serait intéressant d'étudier d'une manière spéciale le mode d'action de ce genre de thérapeutique thermale, mais il nous faudrait étendre encore ce travail déjà suffisamment long ; nous aimons mieux remettre cette étude à une autre fois.

L'eau en bains et en boisson est un adjuvant très-utile de l'aspiration. Quelle que soit la part qu'on doive faire à chacune de ces trois médications, il est incontestable que leur emploi simultané conduit à des résultats satisfaisants sur lesquels nous ne nous étendrons pas davantage, et que nous abandonnerons pour passer à l'étude des malades de la seconde catégorie.

2ᵐᵉ CATÉGORIE.

Affections nerveuses. — Dyspepsies. — Chloroanémies. — Lésions utérines.

Avec la seconde catégorie nous abordons l'étude des maladies nerveuses.

Les progrès de la civilisation et les besoins factices que nous imposent les habitudes de la société, font que les névroses tendent à prendre dans la pathologie un rôle de plus en plus important. Rien de plus compliqué en apparence, rien de plus simple en réalité que cette classe de maladies. Le système nerveux étant le grand régulateur de la vie, on comprend facilement qu'une perturbation apportée dans son fonctionnement, doit retentir sur les autres systèmes, et troubler plus ou moins profondément leurs fonctions. Par réciproque les troubles de toutes les fonctions de l'économie, doivent avoir aussi leur contre-coup dans le système nerveux. Là où il y a en apparence plusieurs maladies, il n'en existe donc réellement qu'une seule, qui est la maladie primitive et dont toutes les autres ne font que dériver. C'est au médecin à savoir démêler l'écheveau bien embrouillé que nous présentent à chaque instant les états névropathiques, afin de pouvoir remonter à la lésion initiale contre laquelle il faut avant tout réagir.

La plus grande partie des personnes névropathiques qui viennent aux eaux chercher un soulagement à leurs misères, sont des femmes, et le motif en est facile à comprendre. D'abord leur constitution éminemment nerveuse les prédispose à ce genre de maladies, mais elles ont aussi dans les fonctions de l'appareil utérin une source particulière de troubles de l'innervation.

La chloro-anémie est la lésion la plus fréquente qui se rencontre chez les personnes atteintes de troubles nerveux. On peut dire qu'elle en est presque la compagne obligée. Il n'est pas toujours facile cependant de définir laquelle de ces deux affections est primitive par rapport à l'autre. Tantôt la chloro-anémie nous a paru précéder l'état nerveux qui n'en était que la conséquence, en vertu de cet axiôme : *Sanguis moderator nervorum*, seulement en le prenant en sens inverse ; tantôt au contraire, l'état névropathique nous a paru avoir déterminé la chloro-anémie. Quoi qu'il en soit, il est certain que lorsqu'un de ces états a duré pendant quelque temps, il entraîne l'autre à sa suite comme une conséquence forcée, et comme le même traitement convient également pour la curation des deux affections, l'importance de leur ordre d'évolution s'efface complétement.

Les eaux de Royat jouissent d'une efficacité manifeste

pour combattre cet état complexe qui amène bientôt une débilitation marquée, quand toutefois il n'en dérive pas. Nous ne nous arrêterons pas à rechercher auxquels de leurs éléments constitutifs elles doivent cette propriété. Ce sont des eaux toniques et reconstituantes, et c'est comme telles qu'elles agissent dans la catégorie de maladies qui nous occupe.

Les névroses qui ont pour point central l'estomac et qui y règnent d'une manière constante, ne fesant sur d'autres points de l'économie que des apparitions passagères, sont celles qui éprouvent le plus sûrement une modification avantageuse à Royat.

La classe si nombreuse des dyspepsies, soit stomacales soit intestinales, trouve dans l'usage de ces eaux un soulagement manifeste. Il y aurait peut-être des différences à établir selon la nature de la dyspepsie, mais nous n'avons pas encore par devers nous des faits assez multipliés, pour servir de base à des indications précises. Mais nous ne devons pas oublier que les dyspepsies sont presque toujours la conséquence d'un état général mauvais ; en un mot qu'elles sont secondaires.

Or, le meilleur moyen de s'en débarrasser, est de combattre la cause productrice. Chez les femmes, ce sont toutes les lésions de l'appareil utérin, engorgements, leucorrhée, etc., ce sont l'accouchement et les pertes qui l'accompagnent, l'allaitement prolongé, les peines morales, les fatigues qui suivent la vie factice des grandes villes. Chez l'homme, ce sont aussi les causes qui amènent l'appauvrissement du sang, les fatigues du cabinet, les veilles, les préoccupations et la vie fiévreuse que l'on mène aujourd'hui. Joignons-y aussi les pertes sanguines occasionnées par les hémorrhoïdes.

Enfin, dans l'un et l'autre sexe, c'est trop souvent la préexistence d'un état diathésique ou constitutionnel. Nous différons ici de l'honorable M. Pidoux qui a voulu cantonner les dyspepsies dans la classe des *herpétides,* car nous admettons que tout état constitutionnel peut avoir son retentissement sur l'estomac et y occasionner des troubles plus ou moins marqués.

Nous admettons aussi complétement l'existence de dyspepsies que nous appellerons primitives, c'est-à-dire ne relevant, comme cause, ni d'un état constitutionnel ni d'un appauvrissement du sang. Une émotion forte, frayeur, chagrin, colère, peut donner lieu à l'apparition d'une dyspepsie qui survivra à sa cause productrice.

Chacun de nous a, dans son individu, ce que nous appellerons un organe faible, et sur lequel viennent retentir toutes les causes morbides. C'est de cette façon qu'on peut expliquer les affections diverses qu'une même cause occasionne chez un certain nombre de personnes. Les uns auront à chaque fois une bronchite, les autres une pneumonie, d'autres un rhumatisme, d'autres enfin un état congestif vers la tête. De même pour le système nerveux, une émotion violente et subite, occasionnera à l'un une syncope, à l'autre une épilepsie, à un troisième des vomissements, selon le point du système qui aura subi l'impression principale. Si c'est l'estomac, il peut en résulter une dyspepsie interminable qui ne se rattache à aucun état général, et qui devient alors la cause de la chloro-anémie au lieu d'en être la conséquence.

Les névroses fixes ou névralgies éprouvent aussi, de l'usage des eaux de Royat, des améliorations marquées, mais moins prononcées pourtant que les névroses proprement dites, et la cause en est qu'elles entraînent moins généralement comme conséquence la chloro-anémie. Le traitement doit en être différent. La fixité du mal nécessite l'emploi de moyens plus énergiques. Les névralgies, du reste, procèdent le plus ordinairement d'un état constitutionnel et le plus souvent de la diathèse rhumatismale ou arthritis. Or, les eaux de Royat sont trop utiles dans cet état général, pour que les maladies qui en dérivent n'en soient pas favorablement modifiées.

Nous ne nous appesantirons pas plus longtemps sur les distinctions à établir entre les diverses sortes d'affections nerveuses. Nous préférons rapporter quelques observations choisies entre beaucoup d'autres, ce qui permettra d'apprécier la nature des états morbides que nous avons l'occasion de soigner.

OBSERVATION VIII.

Ét at névropathique généralisé sans complication de chloro-anémie.

Mme ***, 39 ans. Excellente constitution. Tempérament lymphatico-nerveux. Atteinte depuis quinze ans d'un état névropathique général avec prédominance gastrique, survenu après une très-violente émotion.

Dyspepsie stomacale et intestinale, flatulence, douleurs gastralgiques, vomissements fréquents, dyspepsie acide. Névralgies dans les membres, dans la figure, etc. Enfin le cycle le plus complet des affections nerveuses. Au commencement de la maladie, chloro-anémie modérée qui se dissipe sous l'influence du fer au bout d'un an. Aucune lésion utérine ni leucorrhée.

Trois saisons à Royat.

Disparition à peu près complète de tous les troubles nerveux. C'est à peine si de loin en loin il y a un léger ressentiment du côté de l'estomac. Mme *** se regarde comme complétement guérie.

Réflexions. — Nous n'avons ici aucun antécédent appréciable. Le père était d'une parfaite santé qui s'est continuée
jusqu'à un âge avancé. La mère est morte jeune, en couches. Nous savons seulement qu'elle était névropathique,
et sa fille doit avoir hérité d'elle de cette prédisposition
nerveuse exagérée.

Mme *** a commencé par faire un long traitement à Royat,
et les eaux ont eu sur elle un effet énergique. Elles ont
commencé par lui rappeler tous les accidents nerveux
qu'elle avait ressentis depuis quinze ans. Vomissements,
crampes d'estomac, pneumatose, névralgies dans toutes les
parties du corps, douleurs entre les épaules, envie de pleurer,
etc., et ces effets ont persisté pendant la plus grande partie
du traitement. Mais chaque fois que Mme *** cessait pendant
trois à quatre jours seulement l'usage des bains et de l'eau
en boisson, il se déclarait immédiatement un calme et un
bien-être qui lui donnaient le courage de recommencer.
Aussi a-t-elle été récompensée de son énergie, car après
cinquante-trois bains en trois séries, Mme *** s'est trouvée,
pour ainsi dire, complétement guérie; c'est à peine si quelques légers troubles digestifs ont pu lui rappeler qu'elle
avait été atteinte d'une névropathie presque générale.

Un retour à Royat l'année suivante a parachevé le réta-
blissement de cette dame, et aujourd'hui elle peut dire que
sa maladie nerveuse n'est plus qu'un souvenir.

OBSERVATION IX.

État névropathique général. — Chloro-anémie. — Lésion ntérine.
Diathèse arthritique.

Mme ***, 28 ans. Forte et bien constituée. Atteinte depuis
plusieurs années de troubles nerveux compliqués de chloro-
anémie. Abaissement de la matrice, leucorrhée. Dyspepsie

stomacale avec flatulence, gonflement épigastrique, pesanteur, parfois du pyrosis. Migraines avec vomissements, envies de pleurer. Règles régulières mais très-pâles. Légères douleurs rhumatismales. Père et mère rhumatisants. Elle-même atteinte d'un rhumatisme dans l'épaule et dans les jambes.

Deux saisons à Royat.

Amélioration complète des troubles nerveux de l'estomac; les migraines ont disparu. L'appétit est excellent, mais l'affection utérine persiste et les règles sont toujours un peu pâles.

Réflexions. — Nous avions affaire dans ce cas à un état névropathique parfaitement caractérisé, compliqué, comme cela arrive si souvent, de chloro-anémie. Les troubles des fonctions digestives étaient prédominants et se compliquaient de migraines. Dès la fin de la première saison, les migraines et les douleurs épigastriques avaient disparu, et il ne lui restait plus qu'un peu de dyspepsie flatulente. Mais les eaux avaient exaspéré les douleurs rhumatismales.

Lors de la seconde saison, il n'est plus question de l'estomac qui est redevenu fort bon. La leucorrhée a diminué, mais il y a un engorgement de la matrice qui occasionne des douleurs utérines; de plus les règles ont repris un peu de couleur, mais ne sont pas encore revenues à leur état normal.

Mais ce qui amenait principalement la malade cette seconde fois, c'était l'envie de se débarrasser de douleurs rhumatismales et aussi d'une laryngite qui l'avait conduite deux ans auparavant à Cauterets.

Tous ces symptômes ont été bien améliorés, mais non complétement guéris dans la seconde année. La laryngite est le symptôme qui a été le plus fortement modifié par l'usage de la salle d'aspiration.

En présence dé la coexistence de la chloro-anémie avec des troubles nerveux intenses, nous avons dû nous demander quel lien unissait les troubles de la circulation et ceux du système nerveux. La perturbation des nerfs était-elle subordonnée à l'appauvrissement du sang, ou bien la chlorose n'était-elle qu'une des nombreuses expressions pathognomoniques de la névropathie ?

Mme *** était parfaitement colorée ; il fallait qu'elle nous déclarât son état chlorotique pour que nous puissions le soupçonner, et il n'existait ni au cœur, ni dans les carotides le plus léger bruit de souffle. Son sommeil était excellent, l'appétit soutenu. Les longues promenades n'occasionnaient aucune fatigue ; il était évident que malgré le peu de force et de coloration des règles, la chlorose était peu prononcée et n'avait nullement l'intensité nécessaire pour entraîner comme conséquence les phénomènes dyspeptiques qui l'accompagnaient.

La chlorose nous paraît donc dans ce cas avoir succédé à la dyspepsie au lieu de la précéder ; mais le traitement étant dans tous les cas le même, la question de priorité n'a qu'un intérêt théorique.

Notons, avant de terminer, les antécédents arthritiques des parents, et les phénomènes de même nature existants chez la malade. N'est-on pas en droit de se demander s'il n'existerait pas un lien qui unit l'état névropathique, la chloro-anémie, la laryngite et l'état constitutionnel. Et ne serait-ce pas à l'apparition des douleurs rhumatismales que nous devrions l'amélioration singulière produite dans l'état nerveux et dans la laryngite ? N'y aurait-il pas là un balancement entre des manifestations diverses d'un même principe ?

OBSERVATION X.

État névropathique général. — Chloro-anémie. — Engorgement utérin.
Diathèse arthritique.

Mme ***, 27 ans, grande et mince, tempérament lymphatico-nerveux, mère de quatre enfants.

Grand-père goutteux, mère goutteuse, atteinte d'éruptions cutanées ; a eu elle-même un rhumatisme articulaire.

Possède une grande prédisposition au nervosisme, atteinte, dit-elle, d'engorgement utérin avec pertes blanches. Chloro-anémie prononcée, règles décolorées ; affectée, chaque hiver, d'un eczéma du cou et de la face.

A la suite d'un refroidissement occasionné par des vêtements mouillés, apparition d'un état nerveux des plus intenses, agitation, pleurs, crainte de la mort, anéantissement profond, refus de manger, sommeil interrompu, etc...

Quitte Royat après avoir pris les bains et le traitement hydrothérapique pendant vingt-huit jours. A ce moment, l'état nerveux a complétement cessé, les forces sont bonnes, pas d'essoufflement, peut facilement se promener. Les règles sont venues, pâles, mais sans douleur, ce qui n'avait pas lieu auparavant.

Revenue l'année suivante, Mme *** nous donne les renseignements suivants : Elle s'est très-bien trouvée de son traitement de l'année dernière. Son eczéma est revenu pendant l'hiver ; ses règles sont toujours peu colorées, mais elle a repris beaucoup de forces, marche longtemps et facilement et n'éprouve plus aucun trouble nerveux. En somme, son état général s'est beaucoup amélioré, elle a repris des couleurs.

Ne fait qu'un très-court séjour à Royat, les eaux lui ayant occasionné un peu d'excitation, elle a peur de voir revenir sa maladie nerveuse et part aussitôt.

Réflexions. — Nous avons ici un type d'état névropathique tel qu'on en trouve dans les grandes villes, chez les personnes vivant de cette vie de luxe et de plaisirs qui leur crée une véritable existence artificielle.

Au moment même où Mme *** se déclarait parfaitement bien et n'ayant plus sa maladie nerveuse, elle était encore comme une vraie sensitive, et nous en avons la preuve quand nous la voyons la seconde année quitter Royat précipitamment , uniquement parce qu'elle a ressenti quelques troubles nerveux, résultat presque obligé du traitement.

A cet état nerveux se joignait une diathèse caractérisée herpétique par son médecin ordinaire, mais dont il nous paraît difficile de contester la nature arthritique.

Elle était envoyée aux eaux dans un double but : d'abord combattre l'état nerveux exagéré et accidentel ; ensuite tâcher d'amoindrir la diathèse en puissance.

Le premier but a été atteint complétement, dès la première saison ; quant au second , c'est-à-dire à la modification de l'eczéma hivernal, il n'y a eu aucun résultat. Il est vrai de dire qu'il aurait fallu pour cela que la malade suivit à Paris un traitement dirigé contre la diathèse, tandis qu'elle se bornait uniquement à prendre des ferrugineux. Pour elle, guérir l'état nerveux était tout, et elle s'accomodait facilement et de l'eczéma et de la lésion utérine ; aussi n'était-elle disposée à faire aucun traitement suivi contre cette double lésion qui ne la fatiguait pas.

Deux petites filles charmantes, blondes et roses accompagnaient leur mère. L'une possédait des plaques eczémateuses, l'autre une urticaire, fournissant ainsi la preuve de cette transmission presque indéfinie d'une diathèse dans une même famille.

OBSERVATION XI.

Chloro-anémie. — Dyspepsie stomacale.

Mme ***, 44 ans, constitution délicate, petite et maigre.

Aucuns antécédents héréditaires ; les parents vivent encore et sont bien portants. Quelques chagrins de famille. Position fortunée.

Pendant plusieurs années, apparition au printemps et à l'automne d'éruptions d'eczéma, de maux de gorge et d'excitation générale de la peau, cédant facilement à un traitement rationnel, et qui ont disparu complétement aujourd'hui. Depuis deux à trois ans, irritation gastro-intestinale, digestions difficiles, pyrosis, pneumatose, douleurs épigastriques avant et après le repas, quelques crampes de loin en loin, constipation opiniâtre, règles régulières, mais peu abondantes et décolorées, pas de douleurs à la menstruation ; les douleurs stomacales s'accompagnent toujours d'un sentiment de constriction au pharynx.

Quitte Royat après vingt-et-un bains, sans avoir éprouvé un grand changement apparent.

Revenue l'année suivante, Mme *** a passé un fort bon hiver, malgré les préoccupations sérieuses que lui a occasionnées le choléra, auquel, par sa position, son mari était journellement exposé. Aucune douleur d'estomac, bonnes digestions ; seulement au printemps elle a eu une crise assez forte, accompagnée de crampes. Aujourd'hui elle éprouve parfois un peu d'étouffement avec sa sensation au pharynx, les règles viennent bien et suffisamment colorées, aucun trouble par ailleurs.

Lorsqu'elle quitte Royat, la seconde année, Mme *** est en parfait état, c'est à peine si elle a senti une ou deux fois qu'elle avait un estomac.

Réflexions. — Nous nous arrêterons peu sur cette observation. Nous ne trouvons ici aucun antécédent héréditaire appréciable, et pourtant il y a un vice caché, car, indépendamment de l'état névropathique de l'estomac, la malade a eu, à diverses reprises, des eczémas. On peut même dire que la névrose est sous la même influence constitutionnelle que l'affection cutanée, car elle paraît avoir remplacé celle-ci. Pourtant, en l'absence de l'examen physique de l'eczéma qui n'existe plus, en l'absence de tous renseignements sur les parents autres que le père et la mère, il nous est impossible de nous prononcer sur la nature de la maladie constitutionnelle à laquelle nous avons affaire.

Néanmoins nous devons faire remarquer, dans ce cas, l'influence marquée du traitement sur les règles et sur la dyspepsie qui, à la fin de la seconde année, n'est pour ainsi dire plus qu'un souvenir.

OBSERVATION XII.

État névropathique généralisé. — Chloro-anémie.

Mme ***, 31 ans, grande et forte, d'une bonne santé habituelle, malade depuis quatre mois.

A la suite d'une longue marche, pendant laquelle elle fût mouillée, Mme *** a été prise subitement d'un accès de fièvre et des troubles nerveux suivants : Sensation douloureuse continue à l'estomac, crampes, éructations, flatulence, pulsations épigastriques, douleurs vertébrales, céphalalgies fréquentes, appétit nul, sensations douloureuses dans tous les membres, tristesse et hypocondrie ; les règles, qui étaient normales, deviennent décolorées.

Après une première saison à Royat, Mme *** part beaucoup mieux portante. Elle éprouve toujours de la sensibilité au creux épigastrique et quelques fourmillements dans la colonne vertébrale, mais la plupart des phénomènes nerveux ont disparu ; les règles sont venues plus colorées, la tête est libre.

Revenue à Royat l'année suivante, Mme *** a passé un bon hiver, mais, néanmoins, elle a ressenti de temps à autre quelques troubles nerveux. Pourtant son état était assez satisfaisant, quand vers le milieu de juin elle a été de nouveau prise de fièvre et, avec celle-ci, les troubles nerveux sont redevenus plus forts ; quelques souffrances dans la région de l'estomac et du duodenum, éructations, pesanteur à l'estomac, fourmillements légers dans le dos, règles parfaitement normales.

Saison de quinze jours seulement.

A son départ, tous les phénomènes ont disparu, à part une certaine pesanteur à l'épigastre.

Réflexions. — Nous n'avons pas dans cette observation d'antécédents connus, Mme *** appartient à la classe des paysannes aisées ; elle a perdu ses parents depuis longtemps et elle ne s'est jamais enquis de leur état sanitaire. Quant à elle, elle jouissait d'une santé parfaite et il est même extraordinaire qu'un accident aussi fréquent que celui d'être mouillée, ait pu amener un état nerveux aussi intense chez une femme très-forte et vouée à de rudes travaux. Généralement les névroses envahissent peu les gens de la campagne, et quand cela a lieu, ce sont presque toujours des névroses à forme convulsive. Pourtant toute règle a ses exceptions et celle-ci n'est pas la seule que nous pourrions citer ; quoi qu'il en soit, Mme *** était devenue névropathique et aussitôt la menstruation s'en était ressentie. Ses règles revenaient bien régulièrement, mais le sang était décoloré.

Notons en passant ce fait moins rare qu'il ne le semblerait tout d'abord, de l'apparition brusque, instantanée d'un état névropathique généralisé, affectant la forme d'une maladie aigüe. Un ou plusieurs accès de fièvre ouvrent la scène, et aussitôt apparaît l'état nerveux dans toute son intensité et la chlorose s'établit du premier coup. Généralement les choses ne marchent pas ainsi ; les troubles nerveux ne viennent que petit à petit, la chlorose les suit ou les précède, et ce n'est qu'avec le temps que la névropathie acquiert toute son intensité.

Sous l'influence du traitement suivi à Royat par les eaux et l'hydrothérapie combinées, une amélioration rapide se déclare dans l'état de cette femme. Peut-être serait-on disposé à l'attribuer à l'hydrothérapie, si un mieux manifeste ne s'était produit dès le milieu du traitement, à une époque où nous n'avions pas encore eu recours à l'eau froide.

Au moment de son départ, Mme *** ressentait encore quelques troubles nerveux, mais considérablement amoindris, et il est probable qu'ils eussent complétement disparu, si elle avait voulu continuer pendant tout l'hiver les précautions que nous lui avions indiquées. Malgré l'oubli de ces moyens, Mme *** n'en a pas moins joui d'une très-bonne santé pendant dix mois, et ce n'est qu'au bout de ce temps qu'elle a ressenti une nouvelle attaque de sa maladie, mais bien moins forte que celle de l'année précédente.

Une saison de quinze bains, l'année suivante, a fait disparaître les derniers restes du mal, à part cependant une certaine pesanteur à l'épigastre. Notons que, dès la première année, la chlorose a disparu et qu'elle n'est plus revenue depuis. N'est-ce pas la meilleure preuve que les troubles de la menstruation étaient sous la dépendance de l'état névropathique au lieu d'en être la cause.

Maintenant le mal reparaîtra-t-il? Nous espérons que non, mais nous ne pourrions l'affirmer. Dans tous les cas il n'en resterait pas moins acquis que Royat a singulièrement modifié et amélioré cet état.

En général, les malades névropathiques ne restent pas assez longtemps aux eaux. Ce n'est qu'en prolongeant suffisamment le traitement qu'on parvient à rompre cette chaîne de phénomènes anormaux.

OBSERVATION XIII.

Rhumatisme nerveux des muscles des gouttières vertébrales.

M. ***, 63 ans, constitution ordinaire, tempérament nerveux.

Pas d'antécédents à lui connus.

Atteint, depuis longues années, d'une affection rhumatismale grave de la colonne vertébrale qui a été prise pour un calcul du rein. A été atteint aussi d'une gravelle urique pour laquelle il est allé trois ans de suite à Contrexeville.

Venu deux années de suite à Royat : la première année lui a fait beaucoup de bien et la seconde aussi. L'état général est du reste excellent, M. *** souffre seulement toujours de douleurs dans les muscles des gouttières vertébrales, douleurs qui s'exaspèrent sous l'influence des chagrins ou des contrariétés.

Quand il quitta Royat, M. *** était très-fatigué ; le rhumatisme avait quitté les reins et s'était porté sur les parois de la poitrine, le malade se sentait étouffé.

Réflexions. — M. *** était atteint, depuis longues années, d'une affection rhumatismale très-douloureuse. Venu une première fois à Royat, il éprouva de l'usage des eaux un effet favorable si prononcé qu'il aurait passé un hiver excellent, sans des préoccupations très-sérieuses sur la santé de sa femme et les fatigues que lui occasionnèrent une maladie grave et longue de celle-ci. Le résultat fut le retour des douleurs.

A la seconde année, celles-ci s'exaspèrent par le traitement, le rhumatisme se déplace et se porte sur les parois de la poitrine. Quand il nous quitta, après un mois de séjour, il était en apparence plus souffrant qu'à son arrivée. Nous ne nous sommes pas effrayé de cet état que nous attribuâmes à la fatigue du traitement et, en particulier, des douches. En effet, nous revîmes M. *** à Paris, un mois plus tard ; la fatigue avait persisté assez longtemps, mais, au moment de notre visite, le malaise était dissipé et M. *** se trouvait fort bien.

Remarquons l'existence d'une gravelle antérieure, elle se lie intimement aux douleurs rhumatismales actuelles. Selon nous, elles partent toutes les deux d'un principe commun, d'une même maladie diathésique. Quant à retrouver quelle pouvait être cette diathèse, rien de plus facile depuis les travaux de MM. Marchal de Calvi, Mialhe et, en dernier lieu, de M. Roubaud, lesquels nous ont démontré que la goutte, la gravelle, le diabète et le rhumatisme relevaient d'un seul et même principe héréditaire, l'arthritis.

Nous bornerons ici les observations de notre seconde catégorie. Il nous eût été facile de les étendre beaucoup plus, car les malades de cette espèce sont, chaque année, en grand nombre à Royat. Nous avons tenu à ne citer que des malades étant revenus au moins deux années de suite, parce que c'est la seule manière de pouvoir contrôler efficacement les effets du traitement.

Les malades qui ne font qu'une saison, nous quittent, les uns mieux, les autres moins bien qu'à leur arrivée, et en se réglant sur les résultats obtenus, on serait exposé bien souvent à porter des jugements erronés. Quand ils reviennent l'année suivante, au contraire, il n'y a pas d'erreur possible, et les malades sont les meilleurs juges pour apprécier le bien acquis par la saison précédente. Nous avons alors un moyen de contrôle qui, malheureusement, nous manque trop souvent et qui, le plus ordinairement, vient modifier le jugement que nous serions entraînés à porter, si nous nous fondions uniquement sur l'état sanitaire dans lequel nous quitte le malade à la fin de sa première saison.

3ᵐᵉ CATÉGORIE.

—

Affections cutanées.

Nous avons établi la troisième catégorie de nos malades sous la désignation d'affections cutanées. Nous avons hésité un instant pour savoir si nous ne substituerions pas à ce nom celui d'*arthritides*, mais, après réflexions, nous avons cru devoir lui préférer l'expression sans signification précise que nous avons adoptée.

L'expression d'arthritides eût eu un sérieux inconvénient. C'eut été de nous forcer à rejeter toutes celles de nos observations où le principe arthritique n'est pas clairement établi. Or, les faits négatifs portent avec leur enseignement, et un insuccès bien interprété a tout autant de valeur qu'une réussite, et conduit aussi bien au but. Nous avons donc préféré employer la dénomination d'*affections cutanées* qui n'exprime qu'un fait matériel, et ne préjuge en rien la question de doctrine comme l'aurait fait l'expression d'*arthritides*.

Les dermatoses forment une vaste branche de la pathologie, et nous pouvons dire que ce n'est pas la moins difficile. Leur durée toujours fort longue, même dans les cas les plus heureux, et l'incertitude des résultats, sont une source d'ennuis pour les médecins et les malades. Pour les malades, qui s'irritent de ne pas voir leur état faire des progrès rapides vers la guérison, après tant de traitements suivis avec plus ou moins de persévérance ; pour le médecin, qui est obligé de lutter, non seulement contre la ténacité et la désespérante longueur du mal, mais encore, ce qui est souvent plus difficile, contre les défaillances des malades. C'est encore bien autre chose quand la lésion siégeant sur des parties découvertes, ne peut être dissimulée. Alors aux ennuis de ce mal en lui-même, se joint la répugnance qu'inspirent en général ces affections que dans le monde on désigne sous le nom général de dartres, et qu'on attribue à un vice du sang.

Les eaux minérales ont toujours joué un rôle important dans le traitement de cette classe de maladies, mais jusqu'à ces dernières années, c'est uniquement vers les eaux sulfureuses qu'on dirigeait cette catégorie de malades.

C'est au savant médecin de l'hôpital St-Louis, M. Bazin, que revient la priorité de l'emploi des eaux alcalines dans le traitement des dermatoses. Ce n'est pas que les bains alcalins ne fussent déjà en usage pour certaines lésions de la peau, mais avant lui personne n'avait érigé cette pratique en méthode générale, et surtout personne, à notre connaissance, n'avait recours à l'usage des alcalins à l'intérieur.

Jusqu'à notre époque, on en était encore, dans cette partie de la science, aux idées de Willan dans lesquelles la lésion dermique était tout. C'est contre cette doctrine que

M. Bazin est venu réagir, et c'est en s'appuyant sur la donnée des états constitutionnels ou généraux, qu'il a élevé une autre doctrine qui chaque jour prend une place de plus en plus importante dans la science.

Partant de ce principe que les affections cutanées ne sont que la manifestation extérieure d'un état morbifique latent, principe entrevu par M. Patissier, ainsi que nous avons déjà eu l'occasion de le démontrer, M. Bazin est arrivé tout naturellement à reconnaître que, pour pouvoir détruire le mal extérieur, il faut au préalable arriver à annihiler l'état général qui lui a donné naissance.

Nous savons quelles sont les maladies constitutionnelles admises aujourd'hui ; nous n'avons donc pas à y revenir. Parmi elles figure l'*arthritis,* et c'est certainement une de celles qui donnent lieu aux manifestations morbides les plus fréquentes, car le rhumatisme est excessivement répandu de nos jours.

Or, puisque le principe rhumatismal ou *arthritis* trouve sa curation dans les eaux alcalines, il est tout naturel que les dermatoses, nées sous l'influence de ce principe soient dirigées sur les stations thermales alcalines. C'est par suite de cette donnée, aujourd'hui fort répandue, que les affections cutanées arrivent en grand nombre près des eaux bi-carbonatées, et cela pour le plus grand avantage des malades, ainsi que le prouvent les cures nombreuses que nous avons à enregistrer chaque année.

Jusqu'à M. Bazin, les eaux sulfureuses étaient regardées comme les seules sources thermales qui convinssent dans les dermatoses. C'est lui qui a rendu aux eaux d'autre composition l'importance qu'elles méritent dans la curation de ces maladies. C'est lui qui a démontré que les eaux sulfureuses, les alcalines, les chlorurées, les arsénicales,

guérissaient également bien les affections cutanées, pourvu
qu'on eut soin d'adapter la source thermale à la nature du
principe morbifique dont la lésion dermique n'est que
l'expression symptômatique.

Conséquent avec les principes de sa doctrine, M. Bazin
a divisé les dermatoses selon la nature de la maladie constitutionnelle qui les avait provoquées, et de même que nous
avions des syphilides, nous avons aujourd'hui des herpétides, des scrofulides, des arthritides.

Il résulte évidemment de cette classification des dermatoses, que les eaux de Royat, appartenant à la classe des
eaux alcalines bi-carbonatées, les affections cutanées qu'on
y traite devront dépendre de la famille des arthritides, sous
peine de n'en retirer que des résultats douteux ou nuls.
Nous verrons jusqu'à quel point les faits donnent raison à
la théorie.

Les dermatoses traitées près de notre station thermale
sont assez nombreuses et de genre divers. Quant aux résultats ils ne peuvent que porter à persévérer. Ce n'est pas
que nous n'ayons à constater que des succès. Loin de là
assurément ; dans un certain nombre de cas nous avons
échoué, mais tout le monde sait que les affections de la peau
font le désespoir des malades et des médecins. D'une ténacité désespérante, elles demandent pour leur guérison le
traitement le plus méthodique et en même temps le plus
long. Or, le plus ordinairement les malades ne brillent pas
par leur patience. Ils veulent bien guérir, mais guérir vite.
Après avoir suivi pendant quelque temps un traitement,
ils se lassent de ne pas voir survenir une amélioration
appréciable; ils reprochent au traitement ce qui n'est dû
qu'à la nature de la maladie, ils se hâtent d'avoir recours
à d'autres moyens, et souvent aussi à d'autres médecins.

A cet égard il est curieux d'entendre les confidences des gens qui viennent aux eaux. Il n'est pas un spécialiste qui n'ait été consulté, pas un traitement qui n'ait été essayé par ces malades. Mais de traitement longuement et régulièrement suivi, il n'y en a presque pas trace. C'est à peine si de temps à autre, on trouve un malade fidèle à son médecin.

C'est toujours alors que le mal a duré depuis longtemps, et a pour ainsi dire acquis droit de cité dans l'organisme, que nous les voyons venir aux eaux. Ils viennent, mais ils veulent y être guéris, et beaucoup s'irritent à l'idée qu'un séjour de vingt à vingt-cinq jours ne suffira pas pour les débarrasser d'une maladie ancienne, et de sa nature excessivement rebelle.

Pauvres gens qui s'imaginent que les eaux doivent être une panacée infaillible, et qu'une simple amélioration dans leur état n'est pas déjà une victoire signalée ! Ils ne peuvent ou ne veulent pas comprendre qu'une affection tenace et de très-longue durée ne peut être vaincue que par la ténacité et la longueur du traitement.

Les affections cutanées que nous avons été appelé à traiter aux eaux peuvent être rangées dans cinq sections différentes : Eczéma, Pityriasis, Urticaire, Acné, Hydroa. Mais nous ne fesons qu'indiquer cette division, sans nous astreindre à la suivre. Certaines sections seraient trop insignifiantes pour pouvoir être ainsi isolées.

L'eczéma, de l'ordre des *vésicules* (Willan), et que M. Bazin place dans la classe des affections vésico-squammeuses, est la lésion cutanée qui se rencontre le plus fréquemment dans la pratique, et c'est aussi celle qui vient en plus grand nombre dans les établissements thermaux. Disons aussi que c'est celle qui en obtient les meilleurs résultats.

Comme il nous est impossible de relater tous les cas que nous avons eus à soigner, nous nous bornerons à faire connaître avec précision l'état de quelques malades au moment de leur arrivée, et leur situation au départ, et même postérieurement pour ceux sur lesquels nous avons pu obtenir ultérieurement des indications précises.

OBSERVATION XIV.

Eczéma des mains. — Antécédents arthritiques.

M. ***, 54 ans. Homme fort et robuste. Antécédents arthritiques de diverses natures. Atteint d'eczéma depuis quinze ans. Depuis un an, l'eczéma a pris un développement plus considérable et les douleurs rhumatismales ont diminué proportionnellement. L'eczéma recouvre toutes les mains et remonte sur la partie antérieure des avant-bras. Les deux mains sont gercées, fendues dans tous les sens, et saignent avec la plus grande facilité ; la peau est épaissie. Quelques petits placards éparpillés sur la figure et le corps. Démangeaisons vives. Etat général parfait.

Première saison de vingt-sept jours à Royat.

Les bains commencent par exaspérer le mal, mais bientôt le calme renaît, et à la fin il y avait une amélioration, appréciable pour le malade lui-même, quoiqu'il y fut tout d'abord fort incrédule.

M. ***, revient l'année suivante. La guérison a fait des progrès très-sensibles, quoique dans l'intervalle le malade n'ait suivi qu'un traitement imparfait.

La peau des mains a repris sa coloration normale et sa souplesse ; les gerçures n'existent plus. Il reste encore quelques petites poussées vésiculeuses à l'extrémité des doigts, autour des ongles, et de larges plaques sur les avant-bras. Plus rien sur la figure ; encore un peu d'eczéma à la cuisse.

Saison d'un mois à Royat. Pas de poussée, dessication manifeste de toutes les plaques eczémateuses.

Réflexions. — Chez ce malade nous trouvons comme antécédents : du côté de sa mère, des douleurs rhumatismales et, pendant de longues années, un eczéma des membres supérieurs. Chez le malade lui-même, un eczéma datant de longues années et concurremment avec cette maladie, qui a subi des augmentations et des diminutions, des douleurs rhumatismales dans les articulations des membres supérieurs et, enfin, il y a quelques années, une arthrite du poignet droit.

Quant à l'affection cutanée, elle dure depuis quinze ans, sans avoir jamais disparu. Il sera facile de comprendre combien de remèdes ce malade, possesseur d'une grande fortune, a dû essayer ; combien de médecins il a dû consulter. Aussi professait-il à l'égard de Royat l'incrédulité la plus grande et n'était-ce que forcé et contraint qu'il y était venu.

Pourtant, dès la fin de la première année, il était forcé de reconnaître l'amélioration obtenue et, à la seconde année, il ne montrait plus à l'égard de nos eaux le scepticisme de l'année précédente. Si ce malade voulait, pendant l'intervalle des eaux, suivre un traitement régulier, nous sommes persuadé qu'il finirait par arriver à une guérison complète.

OBSERVATION XV.

Eczéma des parties génitales. — Antécédents arthritiques.

M. ***, 46 ans, tempérament sanguin, constitution robuste.

Antécédents d'arthritis chez son père, arthritique lui-même.

Atteint, depuis plusieurs années, d'eczéma peu étendu

des parties génitales et de l'anus ; placard eczémateux à la jambe, placards semblables sous les aisselles et au bas ventre.

Séjour de vingt-sept jours à Royat ; parti complétement guéri ; sans avoir éprouvé aucune poussée.

Nous avons eu, depuis lors, des nouvelles indirectes de ce malade ; nous avons appris qu'il s'était trouvé très-bien de son séjour à Royat et qu'il était parfaitement portant, sans autres détails.

Réflexions. — Ici encore nous trouvons chez notre malade un héritage de famille ; son père, encore vivant, est, depuis de très-longues années, rhumatisant et atteint d'un eczéma chronique.

Le fils à hérité de cette fâcheuse disposition. Depuis son enfance, il se connaît des eczémas. Il est, en outre, atteint, depuis plusieurs années, d'hémorroïdes et, enfin, il a eu deux attaques de rhumatisme articulaire.

L'action des eaux a été prompte et efficace, le mal a pris une marche franchement rétrogade et a disparu complétement. En aura-t-il reparu quelques légères manifestations ? C'est probable ; un traitement d'un mois n'a pu suffire pour éteindre ce vice arthritique.

OBSERVATION XVI.

Eczéma des jambes. — Placards annulaires.
Pityriasiques sur le sternum.

M. ***, 23 ans, grand et mince, santé délicate, tempérament lymphatique.

Né d'un père asthmatique et épuisé par un long séjour dans les pays chauds, a perdu ses parents jeune et ne peut donner aucuns renseignements sur eux ; n'a jamais eu de rhumatismes.

Atteint, depuis sept ans, d'eczéma très-intense sur les deux jambes, formant de larges squammes et recouvrant des surfaces violacées ; nombreuses plaques pityriasiques sur le sternum.

Deux saisons à Royat.

L'eczéma a diminué en avant, et s'est étendu en arrière. Apparition de petits placards sur la face, le bord libre des paupières, conjonctivite subaiguë.

En résumé, amélioration à peu près nulle. Les plaques pityriasiques n'ont été modifiées que d'une manière insignifiante.

Réflexions. — Il est évident que nous avons affaire, dans ce cas, à un vice héréditaire, mais il nous est impossible d'en préciser la nature. Le malade n'a, pour ainsi dire, pas connu ses parents et il ne peut fournir aucuns renseignements à cet égard.

Soigné, pendant six ans, par les eaux sulfureuses, sans en avoir obtenu autre chose que de violentes poussées, il vient faire deux saisons à Royat à peu près sans profit. Le seul avantage qu'il en ait obtenu, c'est de n'avoir pas eu d'augmentation de son mal, on peut même dire qu'il y avait une bien légère amélioration, mais si faible qu'il est impossible d'y attacher de l'importance.

Notons aussi les très-légères poussées vers la figure. Evidemment la conjonctivite était de même nature et peut-être avec une loupe aurions-nous pu apercevoir quelques vésicules eczémateuses sur la conjonctive.

OBSERVATION XVII.

Eczéma par placards sur le front et les mains.
Diathèse arthritique.

M. ***, 62 ans, tempérament lymphatico-nerveux, constitution grêle et débile, mais bonne santé habituelle.

Venu à Royat pour faire diversion à son travail de bureau et se reposer.

Pas d'antécédents de rhumatisme, ni chez ses parents ni chez lui; M. *** est porteur, depuis trois ans, d'un eczéma sec formant plusieurs petites plaques pâles sur le front, les joues et les mains; les ongles s'exfolient. M. *** a traité longtemps ce mal, mais ne voyant aucune amélioration et n'en souffrant nullement, il a renoncé à toute curation. Il ne nous en parlait même pas; c'est nous qui le lui avons fait remarquer.

Au seizième bain, apparition d'un gonflement douloureux de l'articulation des première et deuxième phalanges du medius gauche. Deux jours plus tard, nouveau gonflement de l'articulation métacarpo-phalangienne du pouce droit.

Surpris de ce double accident et pressé de questions par nous, M. *** se rappelle avoir éprouvé, pendant plusieurs années, des douleurs légères dans un gros orteil; mais elles étaient si faibles qu'il n'y a jamais attaché d'importance.

Quitte Royat guéri en apparence de l'eczéma, mais porteur de ses deux gonflements articulaires.

Un an plus tard, le malade était toujours dans le même état.

Réflexions. — Remarquons dans cette observation l'existence ancienne et tenace d'un eczéma qui disparaît en même temps que le traitement fait apparaître deux manifestations goutteuses evidentes, et cela à la grande surprise du malade qui n'avait jamais éprouvé ni rhumatisme, ni goutte, et qui n'en connaissait aucun exemple dans sa famille. Nous reviendrons plus tard sur ce balancement entre ces deux affections, en apparence aussi différentes qu'une maladie de peau et la goutte. Rien ne prouve mieux en faveur de la théorie des maladies constitutionnelles,

OBSERVATION XVIII.

Eczéma des mains. — Rétrocession. — Accidents généraux.
Antécédents arthritiques.

M. ***, 34 ans. Tempérament bilieux. Constitution usée. Atteint d'eczéma des mains depuis quinze mois. Antécédents d'arthritis depuis bien des années.

Venu à Royat pour un eczéma qui couvre les mains et les poignets et forme de larges squammes.

Sous l'influence d'un traitement trop fort, rétrocession brusque de l'eczéma ; fièvre avec douleurs épigastriques très-vives et vomissements. Application de sangsues ; diminution de la fièvre et des douleurs qui deviennent sourdes. Après cinq jours de traitement émollient, retour brusque de l'eczéma, diminution du malaise. M. ***, qui se traite lui-même (il est médecin), reprend quelques bains, mais il est forcé de s'interrompre aussitôt, l'eczéma ne disparaît pas, mais la fièvre reprend, et avec elle des douleurs à la tête, au creux épigastrique et dans les genoux.

Il quitte Royat dans cet état quelques jours plus tard, profitant d'une légère rémission dans sa situation.

Réflexions. — Comme antécédents nous avons plusieurs attaques de rhumatisme articulaire et une disposition prononcée aux gonflements douloureux des articulations.

Mais ce n'est pas sur ce point que nous voulons appeler l'attention. C'est sur la rétrocession brusque de l'eczéma. En une nuit, l'affection cutanée disparaît et sur le champ surviennent des accidents généraux. Il est incontestable que le vice interne qui s'était traduit au-dehors par une éruption, ayant été vivement répercuté, s'est porté sur les organes intérieurs et a occasionné la métastase signalée.

Mais quel est le médecin qui, ignorant les antécédents du malade et mis en présence des accidents fébriles et gastriques survenus tout-à-coup, aurait pu reconnaître la cause de cette maladie nouvelle. Du reste, la preuve de la dépendance existant entre l'eczéma et l'état général, découle de ce qui se passe quelques jours plus tard. L'eczéma revient brusquement et aussitôt l'état général s'apaise.

Remarquons aussi la persistance des douleurs sourdes de l'épigastre, douleurs accompagnées de coliques et de diarrhée et l'apparition des douleurs des genoux. Nous ne savons si nous nous trompons, mais cet ensemble de symptômes nous fit naître l'idée que M. *** n'était peut-être pas très-éloigné d'une attaque de goutte.

A ces observations rapportées avec quelques détails, nous allons y joindre d'autres exemples d'eczémas que nous rapporterons succintement et sans réflexions.

OBSERVATION XIX.

M. ***, 63 ans. Eczéma variant de siège, mais siégeant principalement sur les mains, datant de vingt ans.

Pas d'antécédents d'artrhitis. Sa mère a eu pendant longues années un eczéma à la figure et aux parties sexuelles. Sa sœur a été atteinte d'un eczéma survenu trois ans après son mariage et disparu à l'âge critique. A été dix-huit fois aux eaux, soit en France, soit en Allemagne, sans guérison.

Les eaux de Royat n'amènent aucune amélioration et provoquent de la poussée.

OBSERVATION XX.

M. ***, 48 ans. Eczéma des bourses, de l'anus et des seins depuis six mois.

Antécédents détestables. Toute la famille est atteinte d'affections cutanées diverses. Pas d'affections arthritiques connues.

Deux saisons à Royat, nulle amélioration.

OBSERVATION XXI.

Mme ***, 29 ans. Eczéma très-intense sur les mains et les avant-bras. Plusieurs placards sur diverses parties du corps. Maladie datant de sept ans, survenue après un sevrage. Mère et sœur fortement rhumatisantes.

Trois saisons à Royat, en deux années.

Guérison complète des eczémas du corps. Les avant-bras sont guéris; il ne reste plus qu'un placard au poignet et un autre sur l'indicateur de la main gauche.

OBSERVATION XXII.

M.***, 47 ans. Parfaite santé habituelle, jamais d'affection cutanée. Né d'un père rhumatisant et rhumatisant lui-même. Venu à Royat pour accompagner sa femme, il prend des bains pour traiter ses rhumatismes. Pendant leur durée, il lui survient sur la face dorsale des deux mains un eczéma sec, circonscrit qui disparut avec les douches.

OBSERVATION XXIII.

Diathèse arthritique. — Urticaire chronique.

M.***, 66 ans. Tempérament nerveux. Constitution frêle et délicate.

A rapporté de ses voyages sur mer des douleurs rhumatismales qui le fatiguent beaucoup. Atteint depuis quatre ans d'une urticaire chronique (cnidosis de M. Bazin) qui le fait énormément souffrir.

Venu à Royat trois années de suite. La première année, très-grande amélioration. La deuxième année, à peine s'il existe quelques plaques légères d'urticaire. Poussée provoquée par les eaux, mais qui disparaît au bout de peu de jours. Le malade part guéri en apparence. La troisième année, le malade revient plutôt par acquit de conscience et pour combattre la faiblesse naturelle de son tempérament, que pour guérir une urticaire qui ne se signale plus que par l'apparition de loin en loin de quelques petites taches rougeâtres sur les épaules.

Réflexions. — Nous avons eu, dans ce cas, un succès complet. L'urticaire un instant rappelée par les eaux, a cédé ensuite complétement. Signalons aussi l'effet tonique produit par Royat sur ce malade. Un traitement alcalin suivi avec une grande ponctualité par M. ***, pendant tout un hiver, avait occasionné dans sa constitution déjà débile, un affaiblissement qui l'inquiétait. L'emploi des bains de Royat eut pour effet de faire disparaître tout à la fois et l'affection cutanée et l'affaiblissement. Aujourd'hui ce malade se porte parfaitement.

OBSERVATION XXIV.

Pityriasis capitis. — Eczéma des oreilles. — Impétigo.

Mme ***, 39 ans. Tempérament lymphatique. Constitution excellente.

Pas d'antécédents d'arthritis. Sa mère était atteinte d'un eczéma des oreilles.

Atteinte depuis trois ans d'un pityriasis grave de tout le cuir chevelu et d'un peu d'eczéma derrière les oreilles.

Santé générale parfaite. Depuis un an, diminution progressive des règles.

Deux saisons à Royat. Apparition abondante d'impétigo. Résultat nul.

Réflexions. — C'est ici un exemple de ces états complexes qui ne se présentent que trop souvent dans l'étude des affections cutanées. Pityriasis, eczéma, impétigo se mêlaient, s'enchevêtraient chez notre malade.

Ici point d'écarts de régime ; un traitement suivi depuis

plusieurs années avec une patience et une persévérance sans égale ; un long séjour aux eaux. Et pourtant nous n'avons obtenu qu'un résultat négatif. La malade est repartie de Royat non seulement sans amélioration dans son état, mais encore avec de nouvelles poussées d'impétigo survenues sous l'influence de l'action excitante des eaux.

C'est donc un résultat complétement négatif ; nous dirons plus tard à quoi nous l'attribuons.

OBSERVATION XXV.
Pytiriasis capitis avec mélange d'eczéma.

M. ***, 45 ans, tempérament sanguin, constitution robuste.

Pas d'antécédents d'arthritis connus. A une sœur atteinte de la même maladie.

Atteint, depuis deux ans, de pityriasis de la tête, de la barbe et du sternum. Croûtes plates épaisses, les unes jaunâtres, d'autres grises. A la naissance des cheveux à la nuque, légère éruption de vésicules d'eczéma ; dans la barbe, nombreuses pellicules de pityriasis simplex ; sur le sternum, une large plaque brune de pityriasis.

Séjour de vingt-trois jours à Royat. Apparition d'un petit placard eczémateux au bord interne de la paupière inférieure.

Au départ de Royat, le pityriasis du sternum et l'eczéma palpébral ont disparu ; le pityriasis de la tête est borné à une longue bande allant d'une oreille à l'autre, à la racine des cheveux en arrière. Les croûtes ont fait place à des pellicules ; un petit placard sur le sommet de la tête.

Réflexions. — Dans ce cas, quoiqu'il soit impossible de préciser l'existence d'une diathèse, le mal a suivi une marche constamment rétrograde, sans poussée, sans excitation d'aucune sorte. Aux écailles épaisses et jaunâtres du début ont succédé des pellicules blanchâtres, et là où le pityriasis était peu grave, il a disparu tout-à-fait. Il est probable qu'avec une saison nouvelle le malade eût touché presque à la guérison. Malheureusement les malades n'ont pas de plus grand ennemi que leur impatience de retourner dans leur famille.

Quelques cas d'acné sont venus réclamer nos soins. Les résultats que nous avons obtenus sont assez incertains ; si, dans certains cas, nous avons observé une amélioration positive dans l'état de nos malades, il en est d'autres dans lesquels les résultats ont été complétement négatifs. Nous ne nous arrêterons pas plus longtemps sur cette classe d'affections cutanées.

Nous terminerons la liste de nos observations en citant un exemple d'une maladie peu commune, que M. Bazin a rangée dans la classe des affections vesico-squammeuses, en lui donnant le nom d'hydroa vacciniforme.

OBSERVATION XXVI.

Hydroa vacciniforme de la face. — Arthritis.

M. ***, 28 ans, tempérament lymphatico-nerveux, bonne constitution.

Atteint de douleurs rhumatismales dues à un séjour dans un lieu froid et humide ; guéri de ses rhumatismes par les eaux d'Aix en Savoie. Apparition, un an plus tard, d'une inflammation de la peau du nez, de la lèvre inférieure et des joues qui se couvrent de boutons suppurants, laissant après eux une petite cicatrice déprimée, maladie caractérisée hydroa vacciniforme par M. Bazin et rattachée par lui à une diathèse arthritique. Envoyé à Royat deux années de suite.

A la fin de la première saison, la plupart des pustules du nez et de la lèvre ont disparu ; mais il en existe encore quelques-unes. Le siége des anciennes a une teinte violacée. Les eaux ont ramené un peu de douleur rhumatismale dans la jambe droite.

A la fin de la seconde année, toutes les pustules ont disparu, les parties ont repris presque partout leur coloration normale. Le malade peut être regardé comme guéri.

Un an après, le malade est complétement guéri, il n'est plus revenu de pustules, malgré des travaux opiniâtres. Il ne reste plus que les cicatrices indélébiles ; on dirait que le malade a eu la petite vérole sur cette partie de la figure.

Réflexions. — Dans ce cas, la relation entre le rhumatisme et l'affection cutanée est évidente ; l'une a remplacé l'autre. Aix avait fait disparaître les douleurs rhumatismales, mais son action avait été toute locale. On peut dire que le principe morbide, l'arthritis, était seulement répercuté à l'intérieur et qu'il s'est fait jour à l'extérieur sous une autre forme. Royat avait commencé, la première année, d'une manière remarquable, la guérison du mal. Le traitement fut continué pendant tout l'hiver et le printemps, à Paris, au moyen de douches alcalines, par l'appareil pulvérisateur de Luër. Aussi quand M. *** revint à Royat, l'année suivante, sa guérison était-elle bien avancée. Une nouvelle saison suffit pour éteindre définitivement toute manifestation morbide et aujourd'hui il ne reste plus rien à ce malade de cette affection que sa position sur la figure rendait particulièrement désagréable.

Nous nous bornerons aux exemples ci-dessus. Nous eussions pu les multiplier beaucoup, mais tels qu'ils sont, pris indifféremment parmi les cas de guérison et parmi les insuccès, ils suffisent pour donner un aperçu de l'ensemble des résultats que nous obtenons à Royat.

Nous allons maintenant les reprendre dans une appréciation commune pour tâcher d'en tirer quelques données utiles.

Dans les deux premiers cas cités et que nous regardons comme deux exemples de bronchites chroniques sans complication de tuberculose, il y a eu guérison prompte et radicale par une seule saison passée à Royat. Par conséquent, le traitement a été incontestablement utile et dès lors nous pouvons nous poser deux questions indispensables pour l'interprétation de ces faits. Y avait-il chez ces malades maladie constitutionnelle ? Quelle était cette maladie ?

Si nous adoptions entièrement les idées de M. Pidoux, qui voit une maladie constitutionnelle sous chaque affection chronique, la première question serait bien vite résolue par l'affirmative, et nous n'aurions plus qu'à chercher la solution de la seconde ; mais nous avouons ne pas être aussi absolu, et nous croyons à l'existence de l'état chronique sans état général forcé. Nous aimons mieux croire que dans ces circonstances l'état maladif ne reposait sur aucun fond morbide et qu'en imprimant à tout l'organisme une secousse modérée, mais profonde, le traitement thermal n'a fait que rendre à l'économie la tonicité normale dont l'absence avait suffi pour empêcher la résolution des affections pulmonaires.

Le passage de ces affections de l'état aigu à l'état chronique, nous paraît dû uniquement à une atonie générale, et leur guérison, au remontement imprimé à tout le corps par l'usage des eaux.

Mais la préexistence de l'arthritis nous semble hors de toute contestation dans les exemples suivants.

Chez le sujet de l'Observ. iii, nous avons, depuis de très-longues années, des douleurs rhumatismales et quatre attaques de rhumatisme articulaire. Le principe arthritique existe si bien au fond de l'organisme, qu'il se réveille sous l'influence du traitement thermal et se révèle par un engorgement œdémateux indolent du pied et du bas de la jambe, et par un commencement d'arthrite de l'articulation tibio-tarsienne. Quant à l'état de la poitrine, son amélioration s'est déclarée à peu près en même temps que le mal de la jambe est apparu. Est-ce une simple coïncidence ? Nous ne nous prononcerons pas à cet égard. Toujours est-il que les voies respiratoires se sont beaucoup améliorées sous l'influence du traitement et qu'il a fallu ensuite traiter spécialement le pied qui, à son tour, a éprouvé une amélioration manifeste, mais n'était pas complétement guéri, lors du départ des eaux.

Chez le sujet de l'Observ. iv, les ascendants sont rhumatisants ; le sujet lui-même a hérité de cette prédisposition et, pendant huit à neuf ans, il a été tracassé par le principe arthritique qui s'est révélé d'une manière non douteuse. Puis tout à coup une véritable métastase s'est faite ; les articulations ont cessé d'être le siège des manifestations morbides, et c'est la muqueuse pulmonaire qui a été atteinte presque sans interruption pendant les six dernières années.

Le sujet de l'Observ. v, est dans une position à peu près semblable. Cet individu a eu de fréquents rhumatismes, plus un certain nombre de pneumonies, ce qu'explique, du reste, une poitrine étroite et bombée. Au moment où il vient à Royat, les rhumatismes ont disparu, mais il est atteint d'un catarrhe pulmonaire qui l'épuise. Remarquons aussi cet eczéma qui broche sur le tout et qui subit, avec l'affection pulmonaire, une sorte de balancement. Lorsque nous sommes appelé à lui donner des soins, l'eczéma a disparu et la toux est incessante. Sous l'influence des eaux, l'eczéma reparaît et le catarrhe diminue. Il est donc évident que les deux affections sont sous la dépendance du même principe. Or, en tenant compte des caractères particuliers de l'eczéma qui est sec et d'un rouge livide, et en remontant dans les antécédents du malade, nous sommes tout naturellement conduit à trouver l'arthritis comme principe morbide constitutionnel, dont l'affection cutanée et l'affection pulmonaire ne sont que des manifestations différentes dans la forme, mais identiques au fond. Le raisonnement est le même pour les sujets des Observ. iii et iv : les bronchites ont remplacé les rhumatismes ; il est donc bien probable qu'elles sont sous la même dépendance et que, par conséquent, elles ne sont que l'expression différente d'un même état. Le traitement qui amènera une modification dans l'état général, devra donc tout naturellement avoir des résultats avantageux contre les diverses formes de cet état quelles qu'elles soient. Or, c'est à ce titre que le traitement thermal de Royat nous a, dans ces trois cas, été d'une incontestable utilité.

Pour les deux malades suivants (Observ. vi et vii), nous nous trouvons dans des conditions tout-à-fait différentes. Peu importe qu'il y ait ou non en puissance un état constitutionnel, la maladie dont sont atteints les deux sujets est, au point où elle est rendue, fatalement, inévitablement mortelle. Alors même qu'il y aurait un vice héréditaire, contre lequel les eaux pourraient être de quelque utilité ; on comprend qu'en dernier lieu leur action viendrait toujours échouer contre le processus morbide que rien ne peut arrêter.

Royat a eu sur ces deux malades tout l'effet qu'on pouvait en attendre ; il a ranimé un peu leurs forces et calmé les symptômes les plus pénibles, mais comme la cause du mal ne pouvait être détruite, il est évident que l'amélioration obtenue ne peut être que temporaire.

Ainsi qu'on le voit, nous croyons peu à la guérison de la tuberculose par les moyens médicaux et par les eaux thermales. Si nous nous trouvons, sous ce rapport, en désaccord avec les opinions qui tendent à prévaloir aujourd'hui, c'est que nous croyons qu'on a trop facilement confondu l'évolution du tubercule et la congestion pulmonaire simple avec induration du parenchyme. D'un côté nous avons une affection incurable, au moins par les moyens médicaux ; de l'autre une affection qui est susceptible de rétrocéder par l'emploi de moyens rationnels, quand elle est prise à temps. C'est contre ce dernier état seul que nous croyons à l'utilité des eaux minérales.

Dans notre seconde catégorie de malades, nous avons aussi à constater des résultats très-différents et qu'il n'est pas toujours possible de rattacher à des états morbides constitutionnels. Ainsi, le sujet de l'OBSERV. VIII n'a rien dans les antécédents de ses parents directs qui puisse expliquer sa maladie. Sa mère est morte en couches ; elle était atteinte de dyspepsie et d'un état névropathique positif. Son père était parfaitement portant, mais nous devons ajouter qu'un oncle est mort de la goutte et qu'un autre est atteint, depuis cinquante ans, de rhumatismes. Faut-il rattacher l'état de la malade au principe de l'arthritis qui, cessant de faire apparition dans la ligne ascendante directe, ne serait plus manifeste que chez les collatéraux. Nous ne pouvons admettre une explication pareille. Cette dame tenait de sa mère une singulière prédisposition nerveuse qui, maintes fois, s'était révélée dans son enfance et qui a fait explosion plus tard sous l'action d'une émotion trop violente. Nous préférons rapporter à l'éréthisme nerveux héréditaire la prédisposition morbide plutôt que d'y chercher une autre maladie que rien ne révèle à l'observation.

Quant au principe arthritique, il est évident chez les sujets des OBSERV. IX, X et XIII. La malade n° IX, qui, la première année de son séjour à Royat, venait uniquement pour se soigner d'une névrose stomacale avec commencement de chlorose, se trouve guérie de cette double affection, et la seconde année elle vient demander aux eaux de la débarrasser d'une laryngite et surtout de douleurs rhumatismales qui la fatiguent. Il semble que la disparition de la dyspepsie ait occasionné le retour du rhumatisme. Dans l'OBSERV. X il n'y a pas de rhumatisme apparent, mais sa préexistence est indubitable par les antécédents de la malade ; fesons remarquer aussi la présence d'un eczéma à retour hivernal régulier, et qui, selon nous, remplace jusqu'à nouvel ordre les douleurs rhumatismales.

Chez la malade de l'OBSERV. XI, il y a bien probablement un état héréditaire, et la preuve en est dans ces éruptions cutanées qui, à plusieurs reprises, ont fait apparition, et qui paraissent aujourd'hui avoir été remplacées par de la dyspepsie et un état spasmodique du larynx. Mais ses parents encore vivants, jouissent d'une parfaite santé, et il est difficile de décider quel est le principe morbide général qui se trouve en puissance chez cette malade. Quoi qu'il en soit, son affection stomacale et la chloro-anémie qui l'accompagnait se sont singulièrement améliorées sous l'influence du traitement de Royat.

Dans la troisième catégorie de malades, se rangent les affections cutanées de diverses sortes. Ici encore nous rencontrerons des résultats divers dans les effets curatifs, mais presque partout nous nous trouverons en présence de l'arthritis.

Ainsi, dans les Observ. xiv, xv, xvii, xviii, xxi, xxii, xxiii et xxvi, le principe arthritique est évident, mis hors de doute par les antécédents des malades ou de leurs parents directs. Presque toujours l'eczéma a succédé à des attaques rhumatismales qui ont disparu le plus ordinairement alors que l'éruption cutanée a fait son apparition.

Dans l'Observ. xvi, le sujet est né d'un père âgé, asthmatique, débilité par un long séjour dans les pays chauds. Les parents sont morts depuis longtemps et notre malade ne peut donner aucune explication sur leur état de santé. Nous en sommes donc réduit aux suppositions. L'existence d'une maladie constitutionnelle est assurément incontestable, mais nous ne nous y arrêterons pas, parce que le traitement à Royat ayant échoué, il est évident qu'il nous manquerait ainsi une donnée importante à l'appui de notre opinion.

Nous sommes dans la même incertitude relativement aux malades des Observ. xix et xx ; nous dirons pourtant que nous avons toujours regardé le sujet de l'Observ. xx comme étant sous l'influence d'un principe herpétique, et si nous n'avons pas hésité à lui faire suivre deux saisons à Royat, sans grandes chances de succès, c'est que le malade étant dans son pays, un essai même infructueux ne pouvait nullement lui nuire, et qu'il n'y avait qu'une simple perte de temps.

L'Observ. xvii mérite d'attirer notre attention d'une manière particulière. Ce malade avait eu jadis quelques légères douleurs dans le gros orteil, mais n'y avait attaché aucune importance. Par ailleurs pas de rhumatismes, et il n'est pas à sa connaissance que son père, mort à plus de 80 ans, en ait eu jamais. Il était venu à Royat faire un traitement purement tonique et, sans se préoccuper de quelques légères plaques eczémateuses sur les mains et le front. L'usage des bains et douches fit apparaître immédiatement un double engorgement articulaire aux mains. Les eaux avaient ainsi rendu patent le vice profond qui dominait l'éruption cutanée et la rendait rebelle à tout traitement.

Ce malade est donc une preuve que le principe arthritique peut rester à l'état latent pendant toute la vie, ou se manifester par des affections variées dont la signification pathologique échappe au médecin. Que les articulations ne se fussent pas prises et jamais nous n'aurions soupçonné le vice arthritique dont le malade repoussait, et de très-bonne foi, même la pensée. Que de cas semblables doivent se présenter dans la pratique !

Dans l'Observ. xxii le sujet était un homme bien portant quoique rhumatisant. Sans vouloir faire de traitement suivi, il prend quelques bains et aussitôt il voit survenir sur la face dorsale des deux mains un eczéma sec arthritique. L'année suivante, le même phénomène se produit, non plus par l'usage des bains, mais uniquement par l'usage de l'eau en boisson aux repas. La cessation de tout emploi de l'eau suffit pour faire disparaître l'eczéma.

Ces deux dernières observations portent avec elles leur enseignement. Chez l'un, le principe latent est mis en lumière par l'action des eaux qui provoquent une véritable poussée ; si cette poussée ne s'était pas produite, et que la guérison de l'eczéma eût eu lieu sans cela, nous serions resté fort embarrassé d'expliquer cette guérison. Grâce aux manifestations apparues, nous pouvons dire que Royat a produit quelque bien, parce que nous avions affaire à un eczéma arthritique.

Dans la seconde observation, rien de plus digne de remarque que cette poussée eczémateuse survenue chez un individu rhumatisant, dès qu'il veut faire usage de l'eau thermale.

Le lien qui, dans ces deux cas, unit la lésion de la peau au principe arthritique, est donc bien établi, et le fait a son importance. Dans un cas d'eczéma, c'est l'arthritis que les eaux révèlent, chez un malade qui n'en soupçonnait pas lui-même le plus léger germe. Dans l'autre, où l'arthritis est manifeste, c'est la lesion dermique qui est provoquée. Ce sont deux faits inverses, mais dont la signification est la même.

Dans l'Observ. xxiii nous avons affaire à une urticaire chronique et nous retrouvons encore le même trait d'union entre la lésion cutanée et le principe rhumatismal. Depuis quatre ans que l'urticaire est apparu, l'arthritis a diminué proportionnellement.

Enfin, dans l'Observ. xxvi nous avons le même lieu évident entre le principe interne et la lésion extérieure. Les eaux d'Aix ont dégagé les articulations et fait disparaître le rhumatisme, mais elles n'ont agi que sur la manifestation externe et n'ont modifié en rien le principe morbide. Aussi le voyons-nous reparaître sous une forme nouvelle, celle d'un hydroa-vacciniforme de la face (Bazin). Deux saisons à Royat, et dans l'intervalle un traitement alcalin ont suffi pour avoir raison de cette affection désagréable.

Nous ne terminerons pas sans rappeler l'attention sur l'Observ. xviii. Le confrère qui en est le sujet, étudiait naturellement avec beaucoup d'attention les phénomènes qui se passaient sur lui. Dans ce cas, il s'agit d'un individu arthritique, qui est toujours en puissance de ce principe et qui est affecté d'un eczéma des mains. Sous l'influence d'un traitement peut-être un peu trop actif, l'eczéma disparaît brusquement et donne lieu à une métastase qui n'est pas sans offrir une certaine gravité, laquelle cesse presque entièrement aussitôt le retour du mal sur les mains. Cependant il reste toujours un petit mouvement fébrile qui s'exaspère aussitôt que notre confrère veut reprendre son traitement et qui finit par s'accompagner du retour des douleurs rhumatismales dans les genoux, et d'une douleur sourde dans la région cardiaque.

N'est-il pas évident que, dans ce cas, la disparition trop brusque de l'affection cutanée a réveillé le principe arthritique assoupi, et a donné lieu à une fixation sur l'estomac, fixation tout-à-fait analogue à ce qui se voit dans les cas de goutte remontée, et qui, avec un degré de plus, aurait pu être fatale à notre confrère.

Si maintenant nous jetons un coup-d'œil d'ensemble sur ces observations, il est un fait qui doit fixer notre attention. C'est que ce sont ceux chez qui le principe arthritique est le plus clairement établi, qui ont éprouvé du traitement les résultats les plus avantageux. Les insuccès sont tous au compte d'individus chez lesquels il n'a pas été possible d'arriver à la constatation de la maladie constitutionnelle.

Sans vouloir établir ici une loi trop absolue, que des exemples pris dans notre travail même, suffiraient à renverser, n'est-on pas, néanmoins, amené à conclure que l'efficacité du traitement fait à Royat, offrira d'autant plus de chances de réussite, que le patient sera d'une manière plus entière sous la dépendance de l'état constitutionnel que nous désignons sous le nom d'*arthritis*. Il nous semble qu'en raisonnant ainsi, nous laissons la parole aux faits, et qu'il faudrait un parti pris pour repousser l'évidence.

Partout où l'arthritis est évident, guérison ou amélioration ; partout où il fait défaut, insuccès. Que peut-on vouloir de plus ?

Reste à savoir maintenant si l'arthritis joue un rôle aussi important que nous semblons vouloir l'admettre. C'est là une question de pathologie générale que nous n'aborderons pas ; mais cependant nous dirons que rien ne paraît plus fréquent que l'existence du principe rhumatismal. Combien y a-t-il des personnes qui, rendues à un certain âge, en soient complétement indemnes? Non pas que toutes en soient profondément atteintes. Chez beaucoup au contraire, le mal n'est, pour ainsi dire, qu'à la surface ; mais il est d'autres individus chez lesquels, soit par suite de transmission héréditaire, soit par une aptitude particulière à la réceptivité, le principe rhumatismal finit par faire partie de la constitution. Chez eux, le principe ne se révèle pas toujours par des douleurs, mais vienne une affection intercurrente, et celle-ci retiendra de la maladie en puissance des caractères particuliers qui nécessiteront un mode de traitement spécial.

Le rôle important que nous sommes disposé à accorder au principe rhumatismal, autrement dit à l'arthritis, aurait pu paraître exhorbitant il y a encore peu d'années, mais il surprendra moins aujourd'hui que la médecine tend de plus en plus à remonter à l'étude des causes, pour en déduire une thérapeutique rationnelle. Il suffit, pour s'en convaincre, de suivre avec attention les travaux qui, chaque jour, se publient dans les revues médicales.

Or, pour arriver à modifier ces états généraux qui imprègnent, pour ainsi dire, tout l'organisme, il faut un traitement qui agisse sur toutes les parties intimes de notre être, et nul traitement ne répond mieux à cette indication que l'emploi des eaux minérales. Aussi, plus la théorie des maladies constitutionnelles se développera et prendra racine en médecine, plus aussi l'usage des eaux se répandra. Il y a là, pour ainsi dire, une espèce de parallélisme.

Quoique presque toutes les eaux soient employées au traitement du rhumatisme, et quelquefois avec succès, nous pensons pouvoir établir comme règle absolue que le principe rhumatismal relève directement des eaux alcalines. Il suffit, pour s'en convaincre, de voir les faits. Sur quelles eaux dirige-t-on les malades atteints des affections que l'on considère aujourd'hui relevant du même principe commun, l'*arthritis,* telles que la goutte, la gravelle, le diabète, etc.? Sur les eaux alcalines de diverses sortes. Donc nous pouvons dire d'une manière générale, qu'aux eaux alcalines appartiennent les affections arthritiques, comme aux eaux sulfureuses ou chlorurées appartiennent les manifestations de la scrofule.

C'est comme fesant partie de la grande famille des eaux alcalines, que Royat peut réclamer sa part d'action dans le traitement des affections relevant du principe arthritique, et nous avons vu par nos observations que ses propriétés curatives sont réelles.

Nous devons cependant faire ici une remarque.

La source de Royat n'est pas une eau alcaline pure. Par le fer et le chlorure de sodium qu'elle renferme en très-notables proportions, elle jouit de propriétés toniques et reconstituantes. C'est donc une eau bi-carbonatée mixte; et comme telle, ses propriétés curatives sont mixtes aussi, c'est-à-dire qu'elles dépendent tout à la fois des principes alcalins et des principes toniques qui y sont contenus.

En général, les personnes qui viennent aux eaux, ne brillent pas par la richesse de leur santé. Les maladies chroniques dont elles sont atteintes, quelle que soit leur nature, finissent par avoir un retentissement sur l'organisme entier; le sang s'appauvrit, le teint se décolore, et les forces diminuent. Un traitement alcalin pur aurait pour effet d'augmenter encore la débilitation générale. C'es̀ précisément dans ces cas là que Royat réussit le mieux. Sous l'influence du traitement qui y est fait, la chloro-anémie tend à disparaître, le sang retrouve les éléments qui lui fesaient défaut, les forces et les couleurs reviennent, et le malade se sent, à son départ, tout autrement fort et vigoureux qu'à son arrivée.

C'est, du reste, de cette façon que nous expliquons leur utilité si grande et si positive chez la plupart des malades de notre seconde catégorie. Chez les femmes, qui en constituent la partie la plus nombreuse, il est bien rare que les troubles de l'innervation ne se lient pas à un état chloroanémique, soit comme cause, soit comme effet. En fesant disparaître cette complication, le traitement influe de la manière la plus heureuse sur le système nerveux. Nous devons faire cependant nos réserves pour les dyspepsies ; celles-ci se rencontrent quelquefois chez des personnes dont pas ailleurs la santé est parfaite, et le sang nullement appauvri. Ces personnes n'en éprouvent pas moins des résultats très-avantageux. Il faut donc qu'il y ait dans ces eaux un mode d'action qui nous échappe, mais qui n'en est pas moins réel, ainsi que nous pouvons le constater chaque année.

Pour les malades des deux autres catégories, sans attribuer aux principes toniques une action aussi prépondérante, nous pensons cependant qu'il est impossible de récuser leur utilité. Dans toute maladie chronique, l'indication première est de rendre à l'organisme la force nécessaire pour lutter contre les principes morbifiques et les repousser au-dehors. Or, c'est ce que nous obtenons ici d'une manière directe et efficace.

Mais il résulte de cette composition chimique des sources

de Royat, qu'elles ne conviennent pas aux malades à sang riche et à constitution sanguine. Il semble qu'en poussant à la pléthore, elles leur soient plus nuisibles qu'utiles. C'est probablement aussi pour la même cause qu'elles sont peu convenables pour les goutteux. Depuis quelques années nous avons été appelé à en traiter un certain nombre, et les résultats obtenus ne nous ont pas paru satisfaisants. Chez la plupart, les effets du traitement ont été complétement négatifs ; chez d'autres, la goutte, dissimulée sous le nom de rhumatisme, a été déplacée, et deux fois nous a mis en présence d'accidents qui nous ont occasionné de vives préoccupations. Mais si la goutte n'a jamais été modifiée favorablement par le traitement de Royat, il n'en est plus de même des affections intercurrentes développées chez des goutteux. Plusieurs fois nous avons pu amener dans ces états accidentels des améliorations importantes. Mais dans ces cas là le traitement a dû être dirigé avec une extrême prudence.

Nous avons dit que les eaux alcalines constituaient le traitement rationnel du principe rhumatismal, et cette assertion pourrait être contestée par ceux qui constatent la présence et la guérison de nombreux rhumatisants auprès de presque toutes les stations thermales, quelle que soit leur composition minérale. Il n'y a là, selon nous, qu'une différence d'interprétation, et nous croyons pouvoir l'expliquer de la façon suivante. Quand un rhumatisme est tout-à-fait accidentel, qu'il est survenu sous l'influence d'une cause passagère, et ne repose sur aucun fond constitutionnel, évidemment toute source pourra le guérir, et, dans ce cas, ce résultat nous semblera devoir être attribué, moins à la composition de la source, qu'à sa thermalité et à son mode d'application. L'effet, dans ce cas, sera absolument le même que celui des bains russes ou turcs, si souvent employés dans ces circonstances.

Mais si la maladie est constitutionnelle, le traitement pourra bien encore faire disparaître la manifestation extérieure et le malade quittera les eaux se croyant guéri. Seulement il est probable que ce ne sera là qu'une guérison temporaire, et que le mal reparaîtra bientôt sous une forme ou sous une autre.

Les eaux alcalines seules constituent, selon nous, la thérapeutique rationnelle des affections arthritiques. Ce n'est pas à dire pour cela qu'elles feront disparaître complétement la maladie constitutionnelle qui est en puissance. Malheureusement ces états généraux ne résistent que trop souvent aux traitements les plus méthodiques et les plus prolongés. Mais elles auront toujours pour effet d'en atténuer fortement les manifestations, et de permettre la guérison des affections intercurrentes qui en dépendent.

De ce que nous venons de dire, serait-on en droit de prétendre que toutes les maladies qui guérisent près des sources alcalines, sont sous la dépendance forcée du principe arthritique? Nous ne le pensons pas. Nous répéterons ce que nous avons déjà avancé dans le cours de ce travail. Nous croyons à la guérison d'un certain nombre d'affections indépendantes de ce principe. Nous croyons que, bien des fois, l'organisme débilité ne réagissant pas avec assez d'énergie contre le mal, celui-ci tend à s'éterniser en nous, et la maladie passe de l'état aigu à l'état chronique, sans qu'il soit nécessaire qu'il y ait pour cela un principe morbide général.

Admettre, comme l'honorable M. Pidoux, « qu'une ma-
» ladie aiguë ne passe jamais à l'état chronique, et que si
» elle paraît y passer, c'est que des éléments chroniques

» étaient enveloppés par des éléments aigus et éphémères,
» qui, usés, n'ont plus laissé voir au-dessous d'eux que la
» maladie chronique. »

C'est, il nous semble, repousser de parti pris bien des
faits qui se présentent à notre observation journalière. Une
telle opinion nous paraît, dans l'état actuel de la science, ne
devoir être acceptée que sous bénéfice d'inventaire.

C'est ainsi que dans les observations que nous avons
rapportées, il en est, et c'est le plus grand nombre, dans
lesquelles on peut facilement reconnaître la coexistence
d'un principe constitutionnel toujours le même, mais il en
est d'autres aussi où, malgré toutes nos recherches, nous
ne sommes arrivé qu'à un résultat négatif. Dans ces cas là
nous n'avons pu nous décider à admettre un vice caché que
rien n'indiquait, et il nous a paru que la guérison pouvait
parfaitement s'expliquer par l'action tonique et excitante que
ces eaux doivent et à leur composition chimique et à leur
thermalité. Ce serait une simple action de *remontement,*
pour nous servir de l'expression de Bordeu.

C'est là l'opinion à laquelle nous nous sommes arrêté, et
dans laquelle nous persévérons, sauf à modifier ultérieurement nos idées sous l'empire des faits.

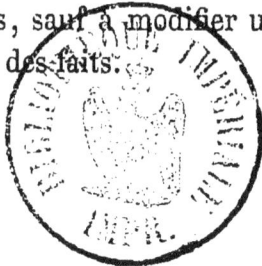

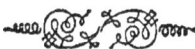